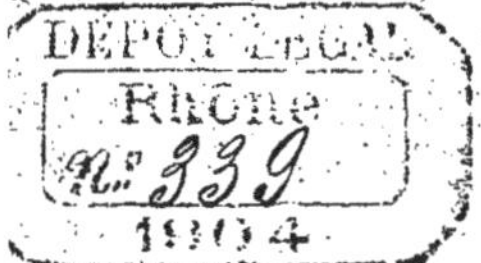


Dr Henri MOINDROT
Ancien externe et interne provisoire
des Hôpitaux de Lyon
Ex-interne des Hôpitaux de Saint-Étienne

# DE LA PONCTION LOMBAIRE DANS LES TUMEURS CÉRÉBRALES

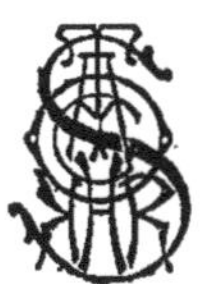

A. STORCK & Cie, Imprimeurs-Éditeurs, LYON
PARIS, 16, rue de Condé, près l'Odéon

1904

Dr Henri MOINDROT
Ancien externe et interne provisoire
des Hôpitaux de Lyon
Ex-interne des Hôpitaux de Saint-Étienne

# DE LA PONCTION LOMBAIRE DANS LES TUMEURS CÉRÉBRALES



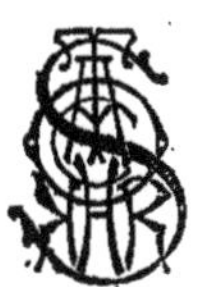

A. STORCK & Cie, IMPRIMEURS-ÉDITEURS, LYON
PARIS, 16, rue de Condé, près l'Odéon

1904

*A MON PÈRE*

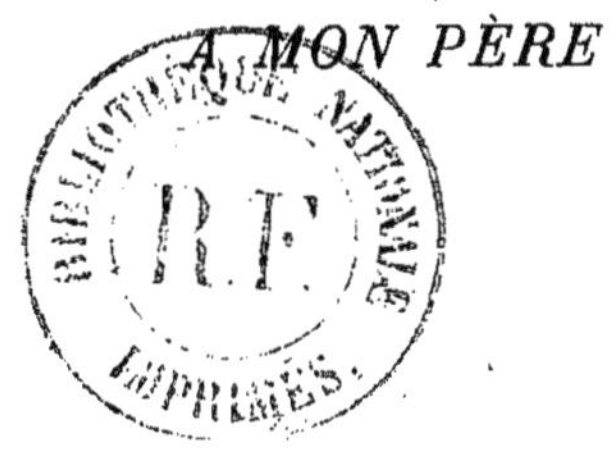


*A MA MÈRE*

*A MON FRÈRE*

*A MON PRÉSIDENT DE THÈSE*

*M. le Professeur COURMONT*

Avant d'aborder l'étude du sujet que nous essayons de traiter dans ce modeste travail inaugural, nous avons à remplir un devoir qui nous est particulièrement agréable : celui de présenter l'expression de notre très vive reconnaissance à tous les maîtres qui, soit à Lyon, soit à Saint-Étienne, ont participé à notre instruction médicale.

Pendant notre externat, nous avons successivement appartenu aux services de MM. les professeurs Augagneur et Maurice Pollosson, puis à ceux de M. le professeur agrégé Vallas et de M. le D^r Audry. Tous nous ont montré une égale bienveillance et nous ont initié aux difficultés de la clinique.

De nombreuses suppléances, en qualité d'interne provisoire, nous ont permis d'apprécier l'enseignement de MM. les professeurs Jaboulay, Auguste Pollosson, Poncet et Gailleton, ainsi que de M. le D^r Albertin. Nous leur en témoignons ici notre très vive gratitude.

Nous avons eu la bonne fortune d'être, pendant un semestre tout entier, l'interne de M. le D^r B. Lyonnet; ce maître vénéré qui nous a donné depuis de si nombreuses marques de sympathie, a droit à notre plus sincère reconnaissance. Nous le prions ici de vouloir bien en accepter l'hommage.

Dans plusieurs circonstances, MM. les agrégés Collet, Villard et Tixier nous ont assisté de leurs conseils éclairés. Nous les assurons de notre plus affectueux dévouement.

A Saint-Étienne enfin, nous avons successivement été l'interne de MM. les D^rs Montagnon, Roussel et Roux, médecins; Blanc, Duchamp et Martel, chirurgiens des hôpitaux. Leur science, jointe au charme de leurs rapports, n'a pas peu contribué à nous rendre agréable notre séjour à l'Hôtel-Dieu.

A M. le D^r Roux revient l'idée première de ce travail, et, pour le mener à bonne fin, il a bien voulu nous confier toutes ses observations. Nous l'en remercions très sincèrement.

M. le professeur J. Courmont, dont nous avons eu l'occasion déjà d'apprécier le brillant enseignement au cours d'une suppléance faite dans son service de l'hôpital Saint-Pothin, nous donne une nouvelle preuve d'estime en nous faisant le très grand honneur d'accepter la présidence de notre thèse : nous en sentons tout le prix et lui demandons de vouloir bien recevoir l'assurance de nos sentiments de sympathie respectueuse.

Notre dernier mot sera pour nos collègues de l'Internat qui savent combien nous regrettons de quitter cette atmosphère de cordialité et d'amicale camaraderie pour aborder les difficultés de la pratique médicale.

En terminant nous remercions notre collègue Charles Favre et notre ami Paul Courbon, pour leur obligeance à mettre à notre disposition, le premier, son talent de dessinateur, le second, sa connaissance approfondie des langues étrangères.

# HISTORIQUE

La ponction rachidienne est une opération que l'on pratique depuis relativement peu de temps, puisque la première communication de Quincke, son promoteur, date de 1890, et il est remarquable de constater avec quelle faveur elle a été accueillie par certains, discutée par d'autres. C'est qu'à l'origine elle était envisagée comme une méthode thérapeutique, et que les résultats observés par les auteurs ne pouvaient que difficilement concorder, étant données la diversité des affections auxquelles ils l'appliquaient et les modifications successives que chacun apportait à un manuel opératoire mal déterminé. Aujourd'hui que les faits rapportés sont devenus très nombreux, la critique des résultats est rendue plus facile. De plus, les nouveaux procédés d'investigation, en particulier l'examen cytologique des épanchements dans les séreuses, s'étant multipliés, la ponction lombaire, en permettant l'examen physique, chimique et micrographique du liquide céphalo-rachidien, est entrée dans une phase nouvelle et est devenue un élément de diagnostic de premier ordre. Actuellement, elle semble définitivement entrée dans la pratique courante, et on est autorisé à utiliser les renseignements qu'elle fournit dans toutes les affections du système nerveux.

Parmi celles-ci, il en est une où la légitimité de la ponction a été le plus attaquée, comme étant inutile et dangereuse : nous voulons parler des tumeurs cérébrales. Ayant eu l'occasion d'observer plusieurs cas de ces néoplasmes, il nous a paru intéressant de pratiquer, sur tous les sujets qui en étaient porteurs, la ponction rachidienne et de voir ce qu'il en fallait penser au double point de vue thérapeutique et diagnostique.

Comme nous le disions au début, cette intervention a passé par deux périodes : une première période que nous appellerons période thérapeutique, une deuxième qui mérite le nom de période diagnostique.

Dans la première, elle est surtout considérée comme une méthode de traitement. Quincke était, en effet, parti de cette idée, vérifiée par l'expérimentation, que l'injection de liquide dans le canal rachidien amenait une augmentation de pression au niveau de la région lombaire, et il pensa qu'il était logique de diminuer cette hypertension par une ponction au point le plus déclive. Un des symptômes principaux et des plus pénibles produits par les tumeurs cérébrales étant précisément la compression des éléments nerveux par une quantité excessive de liquide céphalo-rachidien, les observateurs allemands ne tardèrent pas à appliquer la méthode nouvelle aux malades atteints de tumeurs encéphaliques. En 1893, Lichteim, en 1895 Fürbringer et Hermann Rieken publient les premières statistiques. Peu après Stadelmann et Braun, puis en 1896, Jemma, Straus, Lenhartz apprécient diversement les résultats de la méthode. En 1897, Chipault, dans une communication à l'Académie de médecine, insiste sur les avantages de la voie lombo-sacrée, et modifie le manuel opératoire adopté jusqu'à lui. Bientôt Hand, Solaro, Heydenreich exposent le fruit de leurs observations personnelles. Plus tard. Gumprecht et Krönig, E. Martin (1898), Ossipoff (1900), Mingazzini (1900), signalent surtout les dangers de l'opération proposée.

Mais, en 1900, Widal, Sicard et Ravaut font connaître leur méthode nouvelle du cyto-examen, apportant ainsi un nouveau mode d'investigation qui ne devait pas tarder à devenir précieux pour le diagnostic différentiel entre les affections cérébro-spinales.

La deuxième période débute; l'histoire de la ponction rachidienne entre dans une nouvelle phase et acquiert un regain d'actualité. C'est surtout en France que les examens du liquide céphalo-rachidien sont pratiqués.

Les résultats et les appréciations au sujet de sa valeur diagnostique sont l'objet de nombreuses discussions consignées dans des travaux ou des communications dont nous citerons les suivantes : en 1901, Babinski et Nageotte, Dupré et Devaux, Laignel-Lavastine, Chipault, Wolff, tendent tous à démontrer que le cyto-diagnostic est négatif dans les tumeurs cérébrales. Cependant, la même année Achard et Laubry publient un cas de tumeur où ils eurent l'occasion de constater une augmentation notable du nombre des lymphocytes.

La même année, Lereboullet rapporte, à la Société de pédiatrie, une très intéressante observation. En 1902, plusieurs communications de Widal à la Société médicale des hôpitaux de Paris, un article de Descos dans la *Revue de médecine*, ainsi que le livre de Sicard résument l'état de la question et confirment les résultats jusque-là obtenus. En 1903, la thèse de Maystre, les communications de Devaux, de Schœnborn, élucident quelques points particuliers.

Le 4 juin 1903, M. le professeur Gayet expose, devant la Société de chirurgie de Lyon, l'histoire d'une malade atteinte de tumeur cérébrale, sur laquelle il pratiqua une ponction rachidienne, pour remédier aux accidents de compression.

D'autre part Cade et Bancel signalent, dans le *Lyon Médical* du 29 novembre 1903, un cas de tumeur kystique du lobe médian du cervelet, où l'examen cytologique fut positif.

Enfin, tout récemment, cette année même, Charvet et Bancel rapportent, dans le *Lyon Médical*, une intéressante observation.

Pendant notre internat dans le service de notre maître, M. le Dr Roux, il nous a été donné d'observer quatre malades porteurs de tumeurs cérébrales, dont l'histoire est consignée à la fin de ce travail ; ces quatre malades sont morts ; tous ont été autopsiés et ont été trouvés porteurs de néoplasmes à localisations diverses. De plus, le Dr Roux a bien voulu nous prêter deux observations de sa clientèle privée, qui figureront à la suite des quatre premières.

Sur ces six malades, la ponction lombaire a été pratiquée une ou plusieurs fois et nous a fourni des résultats sensiblement parallèles dont nous aurons plus loin l'occasion de tirer les conclusions convenables.

Auparavant nous étudierons, dans un premier chapitre, le manuel opératoire de l'intervention qui nous occupe, et, en particulier, les modifications que nous avons cru devoir y apporter. Dans un deuxième chapitre, nous étudierons les difficultés que l'on peut éprouver dans son exécution et la question si importante de ses dangers. Dans un troisième, après avoir rappelé les opinions contradictoires des divers observateurs, nous rechercherons si elle a réellement une valeur thérapeutique. Enfin, dans un quatrième et dernier chapitre, nous examinerons les résultats physiques et microscopiques obtenus, base de sa valeur diagnostique.

---

# CHAPITRE PREMIER

## Manuel opératoire.

---

Il est d'une importance capitale, avant de juger les résultats d'une opération, d'en définir de la manière la plus précise les divers temps ; ceci nous paraît surtout utile pour la ponction lombaire, car il nous a semblé que beaucoup de résultats contradictoires s'expliquaient par la diversité des procédés utilisés pour son exécution. Le choix des instruments, le lieu d'élection pour la ponction, l'attitude à donner au malade, la quantité de liquide retirée, rien de tout cela n'est indifférent, et, pour se faire une idée exacte de la valeur d'une intervention, de ses dangers ou de ses difficultés, il est indispensable de rappeler le manuel opératoire employé. Celui dont nous nous sommes servi, sans présenter de très profondes modifications sur les anciens procédés, en diffère cependant par certaines particularités qui nous ont paru d'une importancede premier ordre. Nous allons successivement rappeler les manuels opératoires les plus fréquemment suivis par les auteurs.

Le premier en date est, bien entendu, celui de Quincke. Pour pratiquer la ponction, il se servait de canules de 3 à 7 centimètres de long, et de 0 millimètre 6 à 1 millimètre 2 d'épaisseur. Ces canules étaient munies d'un mandrin et un tube de caoutchouc pouvait s'adapter par une extrémité conique à la canule. Le malade étant couché sur le côté gauche. les jambes repliées sur le ventre, le dos fortement courbé, après désinfection de la région lombaire, on s'oriente sur le siège des apophyses épineuses ; on dessine avec un crayon dermographique leur surface à gauche de la ligne médiane. Il choisit les espaces les plus larges, le troisième ou le quatrième. Chez l'enfant, il ponctionne dans la ligne médiane, chez l'adulte, à 10 millimètres à droite de cette même ligne, et on dirige obliquement l'aiguille de façon à traverser la partie moyenne de la dure-mère. Si on tombe sur un plan osseux, on arrivera avec un peu de tâtonnement à trouver l'espace, dont la largeur est de 17 à 20 millimètres et la hauteur de 10 à 15 millimètres. Dès qu'on croit avoir traversé la dure-mère, qui est chez l'enfant à 2 centimètres de profondeur, et chez l'adulte à 5 ou 6, on enlève le mandrin et on adapte le tube de caoutchouc. Si le liquide n'apparaît pas tout de suite, on retire un peu l'aiguille et on cherche à déplacer avec précaution les racines nerveuses ou les feuillets de l'arachnoïde qui peuvent l'obturer. Pour mesurer la pression du liquide céphalorachidien, Quincke se sert d'un tube de verre adapté au tuyau de caoutchouc, et il mesure le niveau auquel arrive le liquide, ce tube de verre étant maintenu perpendiculairement à la direction de la canule. Normalement, le liquide monte à 40 ou 60 millimètres dans le décubitus latéral, position dans laquelle se fait la ponction. Ce niveau varie d'ailleurs à l'état normal et est influencé par la respiration, la circulation, surtout par les mouvements qui peuvent amener des oscillations de 10 à 20 millimètres. Quand on voit le liquide couler plus lentement, ou encore que la pression est tombée au-dessous de 40 millimètres, on arrête l'opération avant que le malade accuse de la céphalée. Pour cela, on retire la canule ; on débarrasse par une légère pression la plaie des petits caillots sanguins qui peuvent s'y trouver, on la nettoie avec un tampon imbibé de sublimé et on fait un pansement avec un peu de ouate et de collodion iodoformé, en laissant le malade vingt-quatre heures au repos absolu au lit.

Dans certains cas, Quincke faisait à la dure-mère une incision avec une lancette. Mais cette incision devenait très fréquemment le siège d'un œdème inflammatoire, sur le danger duquel il est superflu d'insister.

Telle est la technique proposée par le créateur même de l'intervention que nous étudions, technique qui fut suivie par la plupart des auteurs allemands.

Elle ne tarda pas à être modifiée. En 1893, Chipault qui fut, en France, un des premiers à pratiquer l'opération de Quincke, préoccupé de la possibilité d'une lésion des nerfs de la queue-de-cheval, propose de substituer à la voie lombaire la voie lombo-sacrée. Le 6 avril 1897, il fait à ce sujet une communication à l'Académie de médecine, en appuyant son expérience sur un total de dix-neuf ponctions. Voici en quels termes il expose son procédé : « Au point de vue du matériel et du manuel opératoire, la ponction lombo-sacrée offre la plus grande simplicité. Son matériel que je vous présente, tel que me le construit M. Collin, comprend deux canules de 1 et 2 millimètres de diamètre, de 10 centimètres de long, graduées extérieurement en centimètres et millimètres dans leurs 6 centimètres moyens ; deux mandrins, de diamètre soigneusement égal au calibre des canules, les dépassant par leur pointe et munis d'un manche plat analogue à celui des sondes Béniqué ; une seringue de 5 centimètres cubes pouvant s'adapter sur les canules ; un tube de verre gradué fixé sur un tube de caoutchouc rouge de 50 centimètres de long, terminé par un embout pouvant, lui aussi, s'adapter sur l'une ou l'autre des canules. L'ensemble de ce matériel est renfermé dans une boîte métallique plate, et peut être utilement stérilisé après chaque intervention.

« La technique de la ponction lombo-sacrée comprend, après placement du sujet dans le décubitus latéral, jambes et tronc fléchis, et désinfection du champ opératoire, deux temps :

« *a*) Le premier consiste à reconnaître l'intervalle lombo-sacré ; il suffit, d'ordinaire, pour y réussir, de palper de haut en bas la crête apophysaire, car l'intervalle cherché est beaucoup plus dépressible que les autres. Garderait-on quelques doutes sur son identité qu'il suffirait, pour la contrôler, de chercher, à 5 ou 6 centimètres de la ligne médiane, l'épine iliaque postéro-supérieure, dont la grosse extrémité inférieure se trouve sur la même ligne horizontale que la première apophyse épineuse sacrée, et permet, dès lors, de la reconnaître sans hésitation.

« *b*) Le second temps consiste à enfoncer l'aiguille. La peau et l'aponévrose régionales étant extrêmement dures, on doit pénétrer d'un seul effort assez profondément, 2 à 3 centimètres chez l'enfant, 4 chez l'adulte, en introduisant l'extrémité de la pointe sur l'un des côtés de la première apophyse épineuse sacrée et dirigeant ensuite l'instrument, non pas tout à fait en avant, mais en avant, en haut et en dedans. On frôle alors avec sa pointe le bord inférieur du premier arc sacré ; ce bord apprécié, on abaisse un peu le manche de l'instrument pour contourner l'obstacle, puis on enfonce encore, d'un centimètre chez l'enfant, de deux chez l'adulte. Enfin, on retire le mandrin ; le liquide céphalo-rachidien s'écoule par grosses gouttes claires, à peine teintées en rose, pour les premières, par quelques globules sanguins. Lorsqu'on a jugé l'écoulement suffisant, le mandrin est retiré d'un coup sec ; un petit tampon de coton collodionné suffit pour oblitérer la piqûre qui ne saigne pas.

« Telle est essentiellement la ponction lombo-sacrée. On peut la compléter :

« *a*) En adaptant la seringue à l'extrémité de la canule, pour une aspiration ou pour une injection ;

« *b*) En adaptant à cette extrémité le tube caoutchouté, pour la détermination de la pression du liquide céphalo-rachidien que donne, en centimètres d'eau, la différence de niveau entre la surface du liquide et le point de pénétration dural de l'aiguille : différence mesurée, pour la partie qui sépare cette surface et le point de pénétration cutanée, par une bande alourdie à l'aide d'une pince formant fil à plomb, et, pour la partie qui sépare le point de pénétration cutanée du point de pénétration dural, en lisant, à la surface millimétrée de la canule, la longueur de son segment enfoncé.

« Même ainsi complétée, la ponction lombo-sacrée est d'une facilité parfaite ; elle n'exige en aucun cas l'emploi de l'anesthésie, même de l'anesthésie locale, les téguments de la région lombaire n'ayant qu'une sensibilité tout à fait atténuée. »

Dans ces dernières années, on semble revenir à l'utilisation de la voie lombaire. Tuffier, qui a surtout étudié la question au point de vue des injections intra-rachidiennes de cocaïne, préfère passer par le quatrième espace intervétébral lombaire, « à cause, dit-il, de son repérage plus rapide et quasi-mathématique ». Il emploie une aiguille spéciale qui, pour lui, doit réunir les qualités suivantes : elle doit être suffisamment longue pour traverser tous les plans qui séparent la peau de l'espace sous-arachnoïdien et dont l'épaisseur est si variable ; être assez ténue pour ne produire que des lésions insignifiantes et permettre à l'opérateur de régler à sa guise l'écoulement du liquide céphalo-rachidien ; être à la fois assez solide et assez malléable pour ne pas se briser ou se tordre si, par aventure, elle rencontre un os ; avoir enfin un biseau assez court pour qu'on soit sûr, au moment de la ponction, que l'orifice de l'aiguille se trouve tout entier dans le sac arachnoïdien. Tuffier a fait construire une aiguille qui porte son nom et qui répond à toutes ces indications.

C'est une aiguille de platine iridié de 8 centimètres de long, de 1 millimètre de diamètre extérieur, de 6 dixièmes de millimètre intérieur, à biseau court et très piquant. Quant à la ponction proprement dite, voici comment il opère : le malade est placé dans la position assise, sur le bord de la table d'opération, le tronc dans la rectitude, les cuisses légèrement écartées et les bras portés en avant. Le chirurgien se met en arrière et un peu à gauche du sujet ; il repère exactement de l'index gauche le sommet de l'apophyse épineuse de la 4e vertèbre lombaire. Saisissant alors l'aiguille comme une plume à écrire, entre le pouce, l'index et le médius de la main droite, il commande au malade de faire le gros dos, pour obtenir le maximum d'écartement des lames vertébrales, puis il enfonce son aiguille tout contre le bord radial de l'index qui repère l'apophyse épineuse. La peau est piquée rapidement, mais ensuite l'aiguille est enfoncée lentement, progressivement, sans à-coups; elle est dirigée horizontalement et légèrement en dedans. Après avoir cheminé sans obstacle à travers la peau et la couche musculo-aponévrotique, l'aiguille atteint les ligaments jaunes. Il suffira d'accentuer légèrement alors la pression pour sentir cette résistance faire brusquement défaut : l'aiguille a pénétré presque simultanément dans le canal rachidien et dans le sac arachnoïdien.

Le procédé de Tuffier est actuellement un des plus employés. M. Guinard l'a très légèrement modifié : « Suivant en cela la technique de la ponction de Quincke, il préfère enfoncer l'aiguille sur la ligne médiane, dans un espace interépineux ; il ponctionne immédiatement au-dessus ou au-dessous de l'apophyse qu'il a repérée, ordinairement la quatrième lombaire. Selon lui, la ponction serait ainsi aussi facile et plus sûre que sur les parties latérales, l'aiguille, enfoncée dans un espace interépineux, étant guidée dans son trajet par l'apophyse qu'elle côtoie, et devant, par là même, aboutir fatalement à l'espace intervertébral qu'elle perfore. » (Tuffier.)

Tels sont les principaux procédés préconisés pour l'exécution de la ponction rachidienne. Celui que nous avons nous-mêmes employé procède des précédents sans être complètement identique à aucun ; il nous a été toujours fidèle puisque nous n'avons jamais observé de ponctions blanches, ni d'accidents opératoires plus graves.

Notre observation personnelle nous a conduit à penser que le choix judicieux de l'aiguille était le facteur le plus important pour la réussite de l'opération. Il est de la plus absolue nécessité, comme le dit Tuffier, de n'employer que des aiguilles de calibre aussi réduit que possible.

Celle avec laquelle nous avons pratiqué toutes nos ponctions se rapproche très sensiblement de celle de Tuffier. Elle est en platine iridié, sa longueur est de

8 centimètres, mais ses diamètres sont encore plus minimes, puisque son diamètre intérieur est de cinq dixièmes de millimètre et son diamètre extérieur de neuf dixièmes de millimètre. Avec un instrument de dimensions aussi restreintes, on réduit au minimum les sources d'accidents opératoires, en évitant la décompression trop brusque. Cette aiguille constitue à elle seule le matériel employé pour la ponction.

En second lieu, il nous a paru que l'attitude à donner au malade devait être soigneusement déterminée. La ponction doit être faite dans le décubitus latéral, bien préférable, selon nous, à la position assise à laquelle les chirurgiens ont donné trop souvent la préférence. Comme le dit Sicard, ce dernier procédé « tend à provoquer l'issue trop brusque du liquide, il fatigue des malades déjà affaiblis, il favorise la réaction de défense musculaire et paralyse, au moins dans une certaine mesure, le maintien par les aides d'un sujet agité ». Ces inconvénients suffisent à proscrire, d'une façon complète, la position assise, et très spécialement pour les ponctions pratiquées chez les malades porteurs de néoplasmes cérébraux, où, de toute nécessité, il faut éviter un écoulement trop rapide du liquide céphalo-rachidien.

Le malade sera donc placé dans le décubitus latéral, indifféremment droit ou gauche ; les cuisses sont fortement fléchies ainsi que la colonne lombaire ; on recommande au malade de fléchir la tête, le menton se rapprochant du sternum ; en un mot, et suivant l'expression consacrée, on lui dit de « faire le gros dos ». Pour plus de sûreté, on fait maintenir le malade par un aide qui est chargé d'empêcher autant que possible le redressement du tronc au moment de la piqûre des téguments. C'est dans cette attitude, qui a l'avantage de produire entre les différentes apophyses épineuses le maximum d'écartement, que le sujet est rapproché le plus près possible de l'opérateur.

On recherche alors l'espace compris entre la quatrième et la cinquième vertèbre lombaire. Ce point de repère est le plus souvent déterminé sans aucune difficulté. En effet, il suffit de chercher cet espace sur une ligne transversale réunissant entre elles les deux crêtes iliaques. En tout cas, on se souviendra que si, pour une raison quelconque, la ponction dans le quatrième espace était rendue impossible, ou devrait repérer l'espace immédiatement supérieur, et l'utiliser pour pénétrer à l'intérieur du canal rachidien.

La région lombaire une fois désinfectée, l'opérateur, ayant fait l'asepsie de ses mains, reconnaît une fois encore l'apophyse épineuse de la quatrième vertèbre lombaire, sur laquelle il appuie fortement un de ses doigts. De l'autre main, il saisit l'aiguille, préalablement stérilisée par l'ébullition prolongée, et pique la peau immédiatement au-dessous du doigt qui indique la situation exacte de l'apophyse épineuse sous-jacente.

La plupart des auteurs recommandent de pénétrer dans les téguments à quelque distance de la ligne médiane, pour se diriger ensuite en dedans, en avant et en haut. L'aiguille suit une direction doublement oblique : oblique de dehors en dedans, et oblique de bas en haut. Il nous semble que c'est là une complication inutile. Pour notre compte, nous ponctionnons exactement sur la ligne médiane, immédiatement au-dessous de l'apophyse, en la rasant, pour ainsi dire, sur sa face inférieure, et nous dirigeons l'aiguille normalement d'arrière en avant, c'est-à-dire perpendiculairement à la paroi ; l'écartement des apophyses épineuses est suffisant pour laisser passer l'instrument et on risque beaucoup moins de faire une fausse route, accident qui se produit très fréquemment quand on ponctionne latéralement.

L'aiguille ayant pénétré, de combien doit-on l'enfoncer? Les auteurs se sont ingéniés à donner des mesures précises : de 5 à 7 centimètres, pour Quincke, de 4 à 6, d'après Chipault, ces chiffres s'appliquant aux adultes. Il nous paraît, quant à nous, difficile d'être aussi précis dans l'évaluation d'une distance qui est éminemment variable avec les qualités physiques de chaque sujet, spécialement avec son degré d'embonpoint. Nous croyons qu'il est plus simple, la peau une fois traversée, de pousser lentement et sans à-coups l'aiguille, de façon à suivre sa pénétration à travers les tissus : on se rappellera qu'on éprouve tout d'abord une première sensation de résistance due à l'aponévrose lombaire, extrêmement dure et solide partout et très particulièrement sur la ligne médiane où nous opérons. Cette résistance vaincue, l'aiguille chemine sans effort pendant un instant pour venir buter une seconde fois contre un nouveau plan fibreux, constitué par les ligaments jaunes. Ceux-ci franchis, l'aiguille est libre et le liquide paraît.

Nous avons rappelé plus haut les divers appareils imaginés pour mesurer exactement la pression du liquide céphalo-rachidien. Nous n'avons pas eu recours à leur emploi, et nous avons utilisé un procédé qui, pour être en apparence moins précis, n'en donne pas moins des résultats cliniquement très comparables.

D'ordinaire, l'écoulement se fait goutte à goutte, en nombre plus ou moins pressé suivant la tension du liquide. Chez les individus normaux, les gouttes apparaissent au nombre de soixante environ pendant la durée d'une minute. En nous basant sur ce renseignement, que nous avons vérifié sur un grand nombre de sujets, il nous a paru qu'il y avait là un moyen suffisamment sensible d'apprécier la tension du liquide. On peut admettre qu'il y a hypertension notable quand le nombre des gouttes émises à la minute dépasse 90 ou 100. Lorsque l'hypertension est très considérable, le liquide s'écoule d'abord en jet, puis goutte à goutte à 120 ou 130 par minute, et enfin, lorsqu'on a sorti une certaine quantité de liquide, le nombre des gouttes s'abaisse à 60 ou 80. C'est pour nous le signe que la tension est redevenue normale et qu'il est prudent de cesser l'opération.

Telle est la technique que nous avons suivie dans toutes les ponctions que nous avons eu l'occasion de pratiquer. Il importait de bien définir les divers temps du manuel opératoire, avant de rappeler les incidents qui peuvent survenir au cours de l'intervention, et surtout avant de porter un jugement éclairé sur son degré de gravité. C'est ce que nous allons faire dans le chapitre suivant, en nous plaçant exclusivement au point de vue spécial qui nous occupe, c'est-à-dire de la ponction lombaire pratiquée chez les sujets atteints de néoplasies des centres nerveux.

---

## CHAPITRE II

### Incidents de la ponction lombaire. Son degré de gravité dans les tumeurs cérébrales.

---

Actuellement bien fixée dans sa technique, la ponction lombaire peut être considérée comme une opération simple. A peu près indolore, ne nécessitant jamais l'emploi d'un anesthésique, même local, sa simplicité d'exécution l'a définitivement fait entrer dans la pratique courante.

Néanmoins, il est bon de se souvenir qu'il n'en va pas toujours ainsi et que, parfois, un élément imprévu vient mettre obstacle à la marche régulière de l'opération.

C'est ainsi que, chez les individus agités ou indociles, des difficultés particulières proviennent de l'instabilité de leur attitude. Les mouvements du tronc gênent dans la recherche des points de repère ; de plus, les contractions puissantes des muscles de la région dorso-lombaire peuvent tordre l'aiguille et même amener sa rupture. C'est un accident que nous avons vu noter plusieurs fois dans les observations d'aliénés. Stadelmann a vu un cas où deux aiguilles furent successivement brisées. Gumprecht, qui a observé une fois cet accident dans un cas où il put parvenir à extraire le fragment rompu, conseille de faire la ponction dans la position assise, mais de coucher aussitôt le malade.

Il nous semble préférable de placer le malade dans le décubitus latéral, les chances de rupture de l'aiguille étant, à notre avis, beaucoup moindres dans cette dernière attitude. Pour nous, nous n'avons jamais observé d'accidents semblables.

Dans un autre ordre de faits, la pénétration de l'aiguille jusque dans le canal rachidien a été rendue impossible par une modification anatomique : dans ces cas, l'aiguille, après avoir pénétré de quelques centimètres, vient buter contre un obstacle impossible à vaincre ; il faut songer alors à une imbrication scoliotique des lames vertébrales, à une exostose ou aussi à une ossification des ligaments jaunes ainsi que Murphy a eu l'occasion de le vérifier. Ce sont là des accidents auxquels on pourra essayer de parer en utilisant la voie lombo-sacrée, en passant par un autre espace lombaire, ou enfin en piquant latéralement.

Parfois encore la pénétration de l'aiguille s'est effectuée normalement ; on a eu la sensation nette d'avoir franchi les ligaments jaunes, et, malgré des tentatives répétées, on ne voit pas le liquide sourdre à l'orifice de l'aiguille. Là encore, il peut s'agir d'une anomalie anatomique. Mais il ne faut pas considérer ce cas comme le plus habituel, et, le plus souvent, il faut incriminer la nature du liquide épanché, ou encore, et surtout, l'obstruction de la lumière de l'aiguille. Nous n'avons jamais, pour notre part, observé le premier de ces incidents : le liquide était toujours fluide, avec ses caractères physiques accoutumés. Mais il n'en est pas toujours ainsi, et souvent, surtout pour des affections inflammatoires des méninges, l'écoulement ne se produit pas, soit du fait de la présence de fausses membranes obturant l'orifice de l'aiguille, soit encore par suite de la densité excessive du liquide céphalo-rachidien modifié et transformé en masse demi-fluide hématique ou gélatiniforme. Fürbringer, notamment, a signalé un cas de ce genre.

Mais, ce que l'on voit bien plus fréquemment, c'est l'obstruction de l'aiguille par un corps étranger quelconque, petit caillot ou fragment de graisse, entraîné par le passage de l'instrument à travers les tissus. Ce léger inconvénient se produit souvent, surtout avec l'aiguille que nous employons, de calibre extrêmement réduit mais le mal est sans importance, si on le compare à l'efficacité du remède : il suffit, en effet, de faire une très légère aspiration avec une petite seringue pour voir apparaître le liquide à l'orifice libre de l'aiguille.

S'il est des cas où l'écoulement ne se produit pas, il en est d'autres où il s'arrête prématurément. Cette cessation tient souvent à une des causes que nous venons d'énoncer, mais parfois, surtout quand le même fait se reproduit au cours de plusieurs ponctions, il nous paraît acquérir une signification particulièrement intéressante. C'est ainsi que nous l'avons vu au cours de deux ponctions chez une de nos malades dont l'histoire est rapportée dans notre observation n° 6. Nous aurons l'occasion d'examiner plus loin la valeur diagnostique que nous attachons à la constatation de ce symptôme.

Quelquefois, du sang peut s'écouler par l'orifice de l'aiguille, colorant en rouge le liquide céphalo-rachidien. Il ne faut pas se hâter de conclure à la nature hématique de l'épanchement. Dans la majorité des cas, en effet, on voit le liquide, rouge au début, devenir bientôt rose puis limpide et incolore : il est clair, quand les choses se passent ainsi, que cette petite hémorragie provient d'une veinule perforée de la paroi ou encore des ligaments rachidiens. Si, au contraire, le liquide est uniformément rouge ou seulement jaunâtre, si cette coloration se montre dès le début de la première ponction, persiste pendant toute la durée de l'écoulement, et se renouvelle dans les ponctions pratiquées postérieurement, si enfin l'examen microscopique révèle la présence des globules rouges, on sera en droit d'affirmer la nature hémorragique du liquide céphalo-rachidien et d'en rechercher la cause.

On pourra, à ce sujet, comparer les observations numéros 1 et 2, rapportées à la fin de ce travail et qui, à ce point de vue, sont absolument démonstratives.

Tels sont les principaux incidents opératoires que l'on peut observer au cours de la ponction lombaire ; on peut les considérer comme peu importants et n'apportant pas d'entrave sérieuse à l'intervention.

L'acte opératoire nous étant maintenant bien connu,

il nous faut examiner comment il est supporté par les malades, et s'il a mérité le jugement si sévère que l'on a porté sur les résultats de la ponction lombaire pratiquée au cours des néoplasmes cérébraux.

Nous rappellerons en effet que la majorité des auteurs la condamnent sans appel comme très dangereuse et même souvent fatale. Dans les statistiques de ponctions lombaires faites sur des malades porteurs d'affections diverses, la plupart des insuccès et des morts sont attribués à l'existence de tumeurs cérébrales, cérébelleuses ou bulbaires.

Il est nécessaire, avant de discuter la valeur thérapeutique et la valeur diagnostique de la ponction, d'établir de façon aussi nette que possible ce qu'il y a de vrai dans ces affirmations, en un mot de se rendre compte si l'on est scientifiquement autorisé à pratiquer cette opération.

Nous dirons tout d'abord que ce n'est qu'avec d'infinies hésitations que notre maître M. le Dr Roux tenta ses premières ponctions dans les tumeurs cérébrales, frappé qu'il était de la presque unanimité des auteurs à condamner ces interventions.

Fürbringer, sur six cas de tumeurs cérébrales ou cérébelleuses, cite quatre cas de mort immédiate, et deux cas de mort survenant un jour après.

Lichteim, dans un cas de tumeur du cervelet, a vu la mort être la conséquence de la ponction.

Fleischmann, sur quatre cas de tumeurs du cervelet, a vu deux morts par accidents respiratoires.

Plus tard, Gumprecht est plus affirmatif encore. Il cite une statistique de dix-sept cas de mort consécutive à une ponction de Quincke et, dans presque tous les cas, il s'agissait de porteurs de tumeurs cérébrales ayant donné avant l'intervention des signes certains de compression. Dans la plupart de ces cas, la mort survient par paralysie respiratoire, la respiration s'arrêtant avant le cœur. Chez tous ces malades la céphalée augmente à un degré extrême pendant la ponction, et oblige souvent à la suspendre. La pression du liquide n'est pas toujours accrue, malgré les signes évidents de compression cérébrale : vomissements, céphalée, anomalies du pouls, étranglement papillaire ; la pression peut diminuer rapidement et tomber à 0 après l'issue de 5 centimètres cubes. La mort peut survenir quelques minutes après la ponction ; si elle tarde, on observe la persistance de la céphalée, et bientôt arrive le coma, qui a une durée variable, et qui est terminé par des troubles respiratoires accompagnés de cyanose amenant rapidement la mort. La respiration artificielle, la trépanation immédiate suivie de ponction ventriculaire permirent, dans un seul cas, de retarder la terminaison fatale.

En France, E. Martin signale la ponction comme dangereuse dans certaines affections organiques des centres nerveux.

Mingazzini (de Rome) commente huit cas personnels assez disparates de tumeurs cérébrales et montre que la ponction lombaire peut entraîner le collapsus ou la mort subite par brusque décompression intraventriculaire, surtout dans les cas de tumeurs du lobe occipital, du cervelet ou du bulbe.

Cependant, certains auteurs ne sont pas d'un pessimisme aussi catégorique : si Villar, Koths font des restrictions sur les résultats thérapeutiques obtenus, ils admetteht sans réserve l'utilisation de la ponction même dans les cas de néoplasmes des centres nerveux.

Chipault publie, en 1901, une statistique où figurent des affections de la nature de celles qui nous occupent et ne signale pas d'accidents graves.

La même année, une très intéressante discussion sur la gravité opératoire de la ponction rachidienne eut lieu à la Société médicale des hôpitaux de Paris. Dupré et Devaux y affirmaient l'innocuité absolue des ponctions soigneusement faites.

Nageotte, moins optimiste, signalait quelques accidents, non pas graves, mais pénibles, tels que céphalalgie, nausées, vertiges, même après des évacuation peu importantes.

Enfin, Joffroy concluait en disant que les accidents consécutifs sont légers, de courte durée ou même nuls : les malades se lèvent au bout d'une heure et ne se plaignent de rien.

Hand, Jemma considèrent la ponction rachidienne au cours des tumeurs cérébrales comme non seulement inoffensive, mais même comme utile.

Maystre, étudiant les accidents de la ponction lombaire, pense qu'il n'y a pas de contre-indication absolue, mais qu'il faut être circonspect quand on a affaire à des tumeurs cérébrales ou cérébelleuses, à des abcès du cerveau, à l'anémie, quand le sujet est artério-scléreux ou névropathe. Pour lui, on doit surtout se méfier de l'hypo ou de l'hypertension anciennes du liquide céphalo-rachidien, afin de ne pas rompre trop brusquement ou trop fortement l'équilibre des centres nerveux. Il faut dans l'opération retirer le liquide aseptiquement, lentement et parcimonieusement. L'aspiration est absolument contre-indiquée. Le malade devra être traité comme un opéré chez qui on vient de toucher à l'appareil de protection des centres nerveux.

Lenhartz est, lui, plus favorable encore. Il a fait, à l'hôpital Saint-Georges de Hambourg, 230 ponctions sur 126 malades et juge cette pratique peu dangereuse et très utile. Dans les cas de tumeurs cérébrales, les malades éprouvèrent, dit-il, une grande amélioration, un seul mourut peu de temps après la ponction.

Que faut-il penser de ces opinions contradictoires? La grande majorité des observateurs est certainement hostile, et la plupart comme nous l'avons vu, produisent des statistiques véritablement effrayantes.

Nous avons, sur les six malades dont nous rapportons les observations, pratiqué plusieurs fois la ponction lombaire. et jamais nous n'avons observé d'accidents présentant quelque caractère de gravité, et si, dans certains cas, la mort est survenue quelques jours après l'opération, cette terminaison nous a toujours paru attribuablc à l'évolution de la lésion, à la cachexie profonde des malades et jamais à la ponction elle-même.

Il nous a semblé logique de penser que les conditions principales de succès reposaient dans le manuel opératoire et surtout dans l'évacuation aussi lente que possible du liquide céphalo-rachidien.. Cette observation ne s'applique d'ailleurs pas uniquement à la ponction lombaire, mais à toutes les interventions du même genre ayant pour but la soustraction d'un épanchement qui nuit au bon fonctionnement d'un viscère comprimé par lui. Il est très probable que les trocarts employés par certains chirurgiens et les aiguilles de gros calibre sont responsables de beaucoup d'accidents.

Pratiquée dans les conditions que nous avons rappelées plus haut, la ponction lombaire est absolument inoffensive ; l'examen approfondi de tous nos malades ne nous a jamais permis de constater de troubles, fussent-ils légers, attribuables à l'acte opératoire lui-même. Dans un seul cas, qui est celui rapporté dans l'observation n° 5, il y a eu, après une ponction, une recrudescence de la céphalée, mais il s'agissait d'un malade qui, fréquemment, éprouvait de ces paroxysmes douloureux, même en l'absence de toute intervention.

Les auteurs signalent surtout des accidents d'ordre respiratoire : dyspnée, cyanose, asphyxie terminale. Jamais il ne nous a été donné d'observer aucune modification dans le rythme et la qualité de la respiration. Nous ferons la même remarque pour ce qui est du cœur et de l'appareil circulatoire.

En somme, pour nous la ponction rachidienne peut être, en prenant les précautions que nous avons indiquées, pratiquée par le plus scrupuleux, dans tous les cas où on espérera en tirer un renseignement utile au diagnostic, ou apporter quelque soulagement au malade.

## CHAPITRE III

### Valeur thérapeutique.

L'hypertension du liquide céphalo-rachidien dans les tumeurs cérébrales est connue depuis longtemps; c'est à ce phénomène que sont dus la compression des éléments nerveux centraux, et par suite, les principaux symptômes révélateurs de l'existence de ces affections. Le cerveau et le cervelet, sièges ordinaires des néoplasmes, ne souffrent pas seuls de cette production excessive du liquide céphalo-rachidien; si la céphalée, les troubles visuels et les troubles de l'équilibre leur appartiennent, il est toute une série d'autres manifestations qui trahissent l'atteinte du bulbe, et qui contribuent pour la part principale à donner aux néoplasmes cérébraux ou cérébelleux leur caractère de gravité bien connu : nous voulons parler des modifications apportées à la respiration et à la circulation, modifications qui apparaissent toujours à un moment donné de leur évolution et qui, le plus souvent, sont la cause de la terminaison rapidement fatale.

Il est facile de comprendre que toute thérapeutique purement médicale est impuissante dans des cas de ce genre. Depuis longtemps déjà, les chirurgiens interviennent, non pas dans l'espoir d'extirper une tumeur sans localisation précise, mais pour amener une sédation de la douleur, ou le retour des fonctions visuelles, ou encore la disparition de troubles moteurs de diverse nature. Il était donc permis de songer à utiliser la voie rachidienne pour retirer une quantité de liquide suffisante à amener la disparition des symptômes les plus pénibles, et éviter au malade les ennuis et les dangers d'interventions aussi graves que les trépanations, craniectomies proposées antérieurement pour pallier aux mêmes accidents. On espérait ainsi substituer à celles-ci une opération simple dans son exécution, facilement renouvelable suivant les indications, en un mot plus pratique et même plus utile.

Dans le chapitre précédent, nous avons constaté les divergences des auteurs sur la légitimité de la ponction lombaire et nous avons exposé quelle est notre opinion personnelle sur cette question ; il nous reste maintenant à examiner quels sont les résultats qu'elle permet d'espérer dans le traitement des tumeurs cérébrales.

Sur ce point encore, les auteurs diffèrent profondément ; si certains la repoussent comme inutile et dangereuse, d'autres concèdent qu'elle peut, dans certains cas, rendre quelques services et même améliorer très nettement certains symptômes.

Fürbringer a pratiqué quatre fois la ponction lombaire chez des malades atteints de tumeurs cérébrales. Chez le premier, elle ne donna, par elle-même, aucun résultat, et, dans la suite, le malade fut guéri par l'application du traitement antisyphilitique. Chez le second, la ponction fut suivie d'une amélioration manifeste, mais seulement pour quelques jours. Le troisième malade présentait des accès épileptiformes avec tuméfaction papillaire (Stauungspapille) ; chez lui, la ponction fut également suivie d'une amélioration mais celle-ci avait disparu dès le lendemain ; le malade mourut subitement, et l'autopsie révéla la présence d'une tumeur du volume d'une pomme dont l'extirpation eût été relativement facile. Le quatrième malade avait subi sans succès une trépanation ; comme la céphalée avait reparu avec violence, on lui fit une ponction lombaire ; celle-ci fut suivie d'une amélioration réelle, mais, au bout de trente-quatre heures, l'opéré succomba subitement.

Lichteim a vu, dans une tumeur du cervelet, la mort être le résultat immédiat de la ponction.

D'ailleurs, ces deux auteurs croient que, en ce qui concerne surtout les tumeurs du cervelet, l'écoulement du liquide céphalo-rachidien est particulièrement dangereux.

Lenhartz a constaté plusieurs résultats heureux ; dans un seul des cas qu'il rapporte, il eut une mort consécutive à l'opération. Sur ses malades, il procéda cependant à des évacuations très abondantes ; à certain, il enleva jusqu'à 75 centimètres cubes de liquide céphalo-rachidien. Il conclut qu'indépendamment de sa valeur diagnostique, la ponction lombaire, pour les tumeurs du cerveau, du cervelet et du bulbe, est un moyen de traitement utile et efficace.

Hermann Rieken relate trente-quatre observations de la clinique du professeur Quincke où la ponction lombaire a été pratiquée dans un but thérapeutique. Sur ces 34 observations, nous en trouvons 6 se rapportant au sujet qui nous occupe ; dans ces six cas, il a noté une seule fois une amélioration durable.

Villar a pratiqué la ponction lombaire dans plusieurs affections ; pour ce qui est des tumeurs cérébrales, de l'ataxie et des contractures, il n'a jamais observé de résultats probants.

Koths fait une restriction sur les bienfaits de la ponction qui, dans les tumeurs cérébrales, est souvent inutile tandis qu'elle est fréquemment favorable dans les autres affections. Jamais il n'a vu une amélioration des symptômes suivre la ponction lombaire pratiquée chez les malades atteints de tumeur cérébrale.

Hand croit à la valeur réelle de la ponction dans les cas de méningite cérébro-spinale ou tuberculeuse. Il pense aussi qu'elle peut être utile dans les cas de compression pour parer à un danger de mort imminent.

Gumprecht est absolument hostile à la ponction : il a établi une statistique de trente-sept cas de mort subite, dans lesquels il s'agissait presque toujours de porteurs de tumeurs cérébrales, ayant donné avant l'intervention des signes certains de compression.

Chipault publie cinquante-sept cas de ponctions à

intention thérapeutique. Les résultats ont été nuls pour l'hydrocéphalie, la paralysie générale, les tumeurs cérébrales, l'épilepsie et la méningite tuberculeuse.

Il a obtenu un résultat palliatif et seulement symptomatique dans l'hydrocéphalie hérédo-syphilitique, et les tumeurs cérébelleuses infantiles. « En résumé, conclut-il, résultats assez précaires, sans utilité réelle, et qui incitent à n'employer qu'avec précaution la ponction lombaire purement thérapeutique. »

A Lyon, M. le professeur Gayet rapporte le 4 juin 1903, devant la Société de chirurgie, l'observation d'une malade chez laquelle il eut l'occasion de pratiquer une ponction rachidienne pour essayer d'amender des accidents de compression dus à l'existence d'une tumeur cérébrale. Il s'agissait d'une jeune fille de trente ans, de robuste constitution, qui arrivait du Jura avec une perte complète de la vision des deux yeux, remontant à deux mois environ. Les troubles oculaires constituaient à eux seuls tout le tableau symptomatique, Pas de troubles de la sensibilité, pas d'altérations des réflexes ni des fonctions motrices. L'examen ophtalmoscopique, immédiatement pratiqué, révélait un étranglement papillaire bilatéral très net, qui permit de porter le diagnostic de tumeur cérébrale, située probablement dans la région postérieure d'un ou des deux lobes occipitaux ; le diagnostic de tumeur fut posé précisément à cause des signes oculaires constatés contrastant avec l'absence de troubles du côté des fonctions motrices, sensorielles et intellectuelles. Peu après son entrée, apparurent de très violentes douleurs de tête. On pensa qu'il s'agissait d'hypertension et on pratiqua une ponction lombaire. « Au moment, dit M. Gayet, où la pointe de la canule pénétra dans la portion lombaire de la cavité rachidienne, un liquide parfaitement limpide s'élança à au moins 25 centimètres de hauteur et nous en recueillîmes environ 20 grammes. Les suites furent très simples, en ce sens que rien dans les jours suivants ne parut changé dans l'état de la patiente, soit au point de vue de ses yeux, soit au point de vue d'aucune de ses autres fonctions. Cinq jours après la ponction, un symptôme se montre, qui n'avait jamais été éprouvé, je veux parler des vomissements. La céphalalgie, un peu diminuée d'abord, s'exaspéra, la malade préféra son lit, ce qu'elle n'avait pas fait encore, et, deux jours après, elle succomba dans le coma. » L'autopsie montra l'existence d'une tumeur du lobe occipital droit. M. Gayet conclut : « Cette observation nous suggère encore quelques réflexions à propos de l'influence qu'a pu exercer la ponction rachidienne. Cette ponction, à coup sûr, n'a pas été utile. A-t-elle abrégé la vie? La chose est possible. Évidemment, la tumeur marchait vers un terme fatal et; d'un moment à l'autre, elle devait l'atteindre. Mais il faut dire qu'aucun signe précurseur n'était encore apparu. Ni vomissements, ni spasme, ni coma, ni crises épileptiformes ne s'étaient encore montrés : la ponction est faite, et, quelques jours après, la malade succombe. Cependant, la malade, terrassée par une céphalée incessante, pouvait laisser croire à une compression cérébrale, et l'idée de la soulager par la soustraction d'un peu de liquide céphalo-rachidien devait nous venir. »

Tout récemment, Charvet et Bancel publient, dans le *Lyon Médical* du 10 avril 1904, un cas de gliome volumineux du lobe frontal gauche où la ponction lombaire fut également pratiquée, et dans lequel, contrairement aux résultats observés par M. Gayet, l'amélioration fut manifeste. Les auteurs n'ont observé, après l'opération, aucun symptôme nouveau, et les signes constatés antérieurement furent très nettement amendés. Nous noterons aussi que l'aspiration avait été nécessaire pour provoquer l'écoulement du liquide céphalo-rachidien ; cette manœuvre, proscrite par la plupart des observateurs, ne semble cependant pas, dans ce cas particulier, avoir sensiblement augmenté la gravité de l'opération.

Leur malade présentait surtout de la céphalée, quelques troubles intellectuels et des troubles oculaires. C'est pour lutter contre ces différents symptômes que la ponction est tentée. La quantité de liquide retirée est de 20 centimètres cubes; ce liquide est clair et ne présente aucun dépôt.

Le même soir, six heures après la ponction, on recherche de nouveau l'acuité visuelle de l'œil droit qui de 1/6 est montée à 1/3 ; elle a, par conséquent, augmenté de moitié. A ce moment, le malade était moins abattu et plus alerte. Vingt-quatre heures après, cette amélioration était la même et semble avoir persisté les jours suivants. Un examen ophtalmoscopique, pratiqué le lendemain, indique une diminution légère de l'œdème de la papille. « En tout cas, concluent Charvet et Bancel, après la ponction il y a une amélioration notable dans l'état du malade, sa torpeur et son hébétude ont notablement diminué, il s'est moins plaint de sa céphalée et, jusqu'à la veille de sa mort il a pu aller et venir dans l'hôpital. En résumé, il semble pouvoir découler des faits que nous avons rapportés que, dans les cas où il existe des symptômes nets, mais diffus de tumeur cérébrale la simple ponction lombaire, améliorant certains symptômes (céphalée, diminution de l'acuité visuelle, hébétude), semble pouvoir être conseillée. En effet, elle n'est pas dangereuse par elle-même, permet d'évacuer une quantité minime de liquide, et peut être facilement recommencée lorsque les phénomènes initiaux reparaissent. »

Tels sont les principaux résultats publiés que nous avons pu réunir. Il nous reste maintenant à déterminer, au milieu de ces opinions contradictoires, quelle est l'utilité thérapeutique réelle de la ponction lombaire, et dans ce but, nous examinerons les modifications qu'elle a pu apporter à l'état des six malades dont nous rapportons l'histoire à la fin de ce travail.

Chez le premier, trois ponctions ont été faites ; la première a permis de retirer un liquide clair s'échappant en jet, sous une très forte pression. A la fin, la pression est encore de 160 gouttes à la minute, c'est-à-dire très supérieure à la normale. Immédiatement après, le malade semble sortir de son hébétude, peut parler et répondre aux questions qui lui sont adressées, ce qui lui était absolument impossible auparavant. Les deux ponctions suivantes ont été sans influence.

Chez notre second malade, nous n'avons pu constater ni aggravation, ni amélioration.

Trois ponctions ont été pratiquées sur le malade dont l'observation porte le n° 3. La première, effectuée sans incidents, a été suivie, le lendemain et pendant quelques jours, de céphalées assez violentes, et cependant l'on n'avait évacué qu'une quantité très modérée de liquide : 2 ou 3 centimètres cubes seulement. Il faut remarquer qu'il ne s'agissait là que de paroxysmes douloureux exacerbant une souffrance continue ; à plusieurs reprises, et en l'absence de toute intervention, le malade avait déjà éprouvé des sensations analogues.

La deuxième ponction amène 4 à 5 centimètres cubes de liquide limpide, la céphalée est notablement diminuée pendant trois jours ; mais il ne faut peut-être pas rapporter complètement à l'opération elle-même cette action bienfaisante, car une vessie de glace avait été placée sur la tête. La céphalée n'ayant pas tardé à reparaître, on fait une troisième ponction qui n'amène pas de modification appréciable dans l'état du malade.

Dans la quatrième observation, deux ponctions ont été faites. A la première le liquide céphalo-rachidien s'écoule sous une très forte tension : 116 gouttes au début, puis 70, enfin 62 gouttes à la minute. Le malade, très obnubilé avant l'intervention, reste absolument dans le même état. A la deuxième, le liquide au début s'écoule en jet. Après avoir retiré environ 20 centimètres cubes, il ne s'écoule plus qu'à 50 ou 60 gouttes par minute. Le pouls, qui était à 56 avant l'opération, ne se modifie pas. Il reste régulier à 56. Le malade semble amélioré : il répond plus facilement lorsqu'on l'interroge. L'obnubilation intellectuelle a diminué.

Chez notre cinquième malade, quatre ponctions ont été faites, surtout pour remédier à des troubles visuels. On a retiré, chaque fois, environ 15 centimètres cubes de liquide s'écoulant avec une légère hypertension, 90 à 100 gouttes à la minute. Le malade a accusé après une ponction une augmentation de la céphalée, mais ces augmentations passagères avaient déjà été notées en l'absence de toute intervention. Il est retourné chez lui avec une légère amélioration des troubles visuels sans que l'examen ophtalmoscopique parût sensiblement modifié. Quinze jours plus tard, il fait donner de ses nouvelles. Le résultat avait été nul et la cécité faisait toujours des progrès.

Dans notre sixième observation, enfin, deux ponctions ont été faites à deux jours d'intervalle. Dans toutes les deux, la pression était d'environ 30 gouttes par minute, et l'opération a amené un soulagement pendant environ trois heures.

Deux autres observations, donnant des résultats très comparables, ont été égarées.

De l'examen de tous ces faits, il nous semble rationnel de conclure que la valeur thérapeutique de la ponction lombaire dans les tumeurs cérébrales est extrêmement faible, douteuse même, et en tout cas. seulement palliative. Ces rèsultats auraient lieu d'étonner, car les tumeurs cérébrales donnant très fréquemment des signes de compression et ces signes constituant le plus souvent à eux seuls le tableau symptomatique, il était rationnel d'espérer que la soustraction d'une quantité même minime de liquide céphalo-rachidien pourrait faire cesser ces phénomènes. Il en est bien parfois ainsi, comme en témoigne la lecture de notre première observation. Plusieurs autres ponctions ont également amené un soulagement passager, mais ces améliorations ont toujours été fugaces.

Dans d'autres cas, alors que les phénomènes de compression sont nets et ne sauraient être mis en doute, les ponctions n'apportent qu'un soulagement insignifiant et même nul. Dans notre observation n° 6, il y avait comme symptômes de compression une céphalée très intense, un ralentissement extrêmement marqué et constant du pouls, qui battait à 48 ou 50, des vomissements et des nausées, des irrégularités dans la respiration, de l'œdème papillaire. La ponction lombaire n'apporta comme modification appréciable qu'une très légère atténuation de la céphalée pendant trois heures seulement. Il est vrai que dans ce cas, contrairement à toute attente, le liquide s'écoulait avec une pression de 30 gouttes à la minute, témoignant ainsi de l'absence d'hypertension du liquide céphalo-rachidien dans la région lombaire. Dans ce même cas d'ailleurs, la trépanation n'apporta qu'un soulagement très momentané : les phénomènes de compression cérébrale ou bulbaire persistèrent. L'évolution ultérieure des accidents montra qu'il s'agissait, non pas d'une tumeur de la région rolandique, comme on l'avait pensé, mais d'une tumeur du bulbe. Nous y reviendrons dans le chapitre suivant, en étudiant la valeur diagnostique de la ponction.

La ponction lombaire sera donc utile, non pas toutes les fois qu'il y aura des symptômes de compression cérébrale ou bulbaire, mais seulement quand l'écoulement en jet ou en gouttes pressées témoignera d'une hypertension réelle dans toute la hauteur du névraxe.

Nous avons vu, dans un chapitre précédent, que la ponction lombaire pouvait être faite sans danger au cours des néoplasmes cérébraux ; nous ajoutons maintenant qu'elle pourra être utilisée dans un but thérapeutique, mais sans fonder sur ses effets de trop grandes espérances.

---

# CHAPITRE IV

## Valeur diagnostique

Si la ponction lombaire a été et est encore l'objet de discussions nombreuses quant à son utilité thérapeutique, par contre sa valeur diagnostique est à peu près unanimement reconnue.

A l'origine même, alors qu'elle était considérée à peu près uniquement comme un moyen de traitement, les auteurs qui la pratiquèrent les premiers ne tardèrent pas à comprendre tout le parti qu'on en pouvait tirer au point de vue de la séméiologie nerveuse. Dès leurs premières communications, Lenhartz, Stadelmann, Krönig, Hand insistent sur la valeur des renseignements que fournit l'étude physique, chimique et bactériologique du liquide céphalo-rachidien.

Mais, à la suite de la découverte du cyto-examen par Widal, Sicard et Ravaut, la ponction lombaire, en permettant l'étude microscopoque du liquide céphalo-rachidien, a pris un regain d'actualité. C'est surtout en France que les recherches cytologiques sont poursuivies : Babinski et Nageotte, Dupré et Devaux, Widal, Laignel-Lavastine cherchent, dans de nombreux travaux, à établir la formule cytologique propre à chaque affection cérébrale, médullaire ou méningée. Tous tendent à démontrer, que, dans les tumeurs cérébrales, le cyto-diagnostic est négatif, c'est-à-dire qu'au cours de ces affections on ne trouve jamais d'éléments figurés.

Descos, dans la *Revue de médecine* de 1902, Sicard, dans son livre, résument l'état de la question.

Nous allons exposer les résultats de notre observation personnelle sur les éléments de diagnostic fournis par l'examen du liquide retiré.

A ce point de vue on a surtout étudié ses propriétés chimiques, ses propriétés physiques et ses caractères microscopiques.

Des premières, nous ne dirons rien, ne nous étant pas livrés, sur ce point spécial, à des recherches suffisamment approfondies ; il eût été utile notamment de voir si le liquide ne contenait pas du sucre et des albumoses.

Parmi les propriétés physiques, nous mentionnerons surtout : la coloration et la pression.

On sait qu'à l'état normal, le liquide céphalo-rachidien de l'homme est clair, d'une limpidité parfaite, « clair comme de l'eau de roche », suivant l'expression consacrée. Mais à l'état pathologique, il peut présenter des aspects bien différents, depuis la teinte sale, floconneuse, purulente, jusqu'à la teinte hémorragique, jaunâtre ou jaune verdâtre. Sicard, qui a particulièrement étudié ce point spécial, a proposé de désigner l'ensemble de ces caractères, tirés de l'aspect du liquide céphalo-rachidien, sous le nom général de chromo-diagnostic.

Parmi les affections nerveuses dans lesquelles le sang a manifesté sa présence, on a signalé, outre les traumatismes, l'hémorragie et le ramollissement cérébral. Si le sang est franchement rouge, on pense à un épanchement traumatique ou bien à la blessure d'un petit vaisseau pendant la ponction. Si le liquide céphalo-rachidien présente seulement une coloration jaune, on pense plus volontiers à une hémorragie cérébrale.

Crouzon a rapporté à la Société de neurologie, le 15 janvier 1902, 3 cas de ponction ayant amené un liquide hématique, et dans les 3 cas il s'agissait d'hémorragies cérébrales. Des faits analogues avaient été mentionnés antérieurement par Fürbringer, Braun, Talamon, Krönig, etc.

L'expérience nous a démontré qu'il ne fallait pas en présence d'un liquide céphalo-rachidien coloré en jaune se hâter de conclure à l'existence d'un foyer hémorragique. Si l'on se reporte en effet à notre observation n° 2, on verra qu'à deux reprises différentes, le liquide retiré était coloré en jaune. L'examen microscopique révéla la présence de nombreux globules rouges. L'affection semblant avoir évolué en deux poussées successives, il paraissait légitime d'admettre la production de deux hémorragies cérébrales ; malgré tout, l'autopsie démontra qu'il s'agissait en réalité d'une tumeur cérébrale.

La couleur rouge ou jaune du liquide n'a donc pas une valeur absolue, et ne permet pas d'affirmer le diagnostic d'hémorragie cérébrale.

Quant à la pression, son évaluation fournit un élément si important que Krœnig estime qu'elle est absolument indispensable pour établir l'existence d'une tumeur cérébrale. Comme nous avons déjà eu l'occasion de le voir, nombreux sont les appareils imaginés pour en rendre plus précise la mesure. Sicard et Lejonne, dans le service du professeur Raymond, se servent d'un manomètre simple à tube de verre capillaire fixé verticalement sur une planchette de bois et relié à l'aiguille par un tube de caoutchouc. A l'aide de cet appareil, ils ont toujours constaté une hypertension très nette du liquide céphalo-rachidien au cours des néoplasmes cérébraux. Mais, comme le fait remarquer Sicard, il faut avouer que, plus simplement, on peut apprécier approximativement la pression par la force de l'écoulement du premier jet à travers l'orifice de sortie de l'aiguille. Si l'on a soin de placer toujours le malade dans la même position et de se servir d'aiguilles de même calibre, on arrive rapidement à se rendre compte des différences de pression et à noter la diminution ou l'augmentation de la tension chez tel ou tel malade.

Pour notre propre compte, nous avons utilisé ce procédé, donnant des résultats moins rigoureux peut-être que l'appréciation manométrique, mais sensiblement exacts, qui consiste à compter le nombre de gouttes parues à l'orifice de l'aiguille pendant un espace de temps donné, une minute par exemple. Dans la grande majorité des cas, nous avons constaté une augmentation très appréciable de la tension qui, de 60 gouttes à la minute chez un sujet sain, s'élève à 90, 120 ou 150 gouttes chez les malades atteints de l'affection qui nous occupe. Souvent même le liquide s'est échappé en jet, dans des cas où l'examen clinique nous permettait déjà de soupçonner une hypertension considérable.

Cependant, si l'augmentation de la pression est le cas le plus communément observé, il en est d'autres où on peut noter, au contraire, une pression normale ou même diminuée. Quand elle est normale, on ne peut tirer de ce fait aucune conclusion.

Mais, en revanche, la diminution de la pression, coïncidant avec des symptômes indiscutables de tumeur cérébrale, ne laisse pas que de surprendre beaucoup. C'est ainsi que, dans notre observation n° 6, avec des symptômes extrêmement nets d'hypertension, nous avons trouvé une pression très faible et nous avons été conduits à nous demander s'il n'y avait pas lieu de tirer une conclusion de cette discordance apparente.

Les symptômes dits de compression cérébrale sont, à part la céphalée et l'œdème de la papille, surtout des signes de compression bulbaire : altérations de la respiration et du pouls, nausées, vomissements. Une tumeur située dans la région cérébello-bulbo-protubérantielle peut donner ces signes sans qu'il y ait de l'hypertension du liquide céphalo-rachidien. Chez la malade dont l'histoire fait le sujet de notre sixième observation, au moment où fut faite la première ponction lombaire, il n'y avait aucun signe permettant de prévoir une localisation bulbaire. Ce n'est que plus tard que l'on vit apparaître une paralysie faciale d'un côté avec hémianesthésie dans le domaine du trijumeau du côté opposé, symptômes qui autorisèrent l'hypothèse d'une localisation bulbo-protubérantielle.

En somme, l'existence des signes cliniques de compression bulbaire avec hypotension du liquide céphalo-rachidien, démontrée par la ponction rachidienne, pourra peut-être dans l'avenir être considérée comme un signe de localisation bulbaire.

Nous examinerons maintenant les résultats fournis par l'examen microscopique du liquide céphalo-rachidien.

Sur ce point, tous les auteurs semblent être unanimes à déclarer que le cyto-examen est négatif, c'est-à-dire pour affirmer l'inexistence d'éléments figurés et spécialement de lymphocytes dans le liquide provenant de ponctions pratiquées chez les sujets atteints de tumeurs des centres nerveux.

Babinski et Nageotte, d'une part, Laignel-Lavastine d'autre part, ont apporté à la Société médicale des hôpitaux de Paris deux statistiques importantes portant, la première sur 120 cas, la deuxième sur 60 cas.

Babinski et Nageotte concluent ainsi : « En résumé, sur 7 cas de tumeurs cérébrales, nous n'avons jamais observé de lymphocytose. Il semble donc que la lymphocytose n'appartient pas aux tumeurs cérébrales. »

Dans son livre, Sicard cite 9 cas de tumeurs cérébrales avec cytodiagnostic négatif. Labbé rapporte des faits analogues.

L'examen microscopique est également noté comme négatif dans les observations de Gayet et de Charvet et Bancel.

Les différents et nombreux examens microscopiques que nous avons pratiqués chez nos malades ne nous permettent pas de nous associer complètement à cette opinion qui nous paraît trop absolue.

On peut dire que, avec une centrifugation suffisamment intense, tout liquide céphalo-rachidien contient des éléments figurés, le nombre de ces derniers étant extrêmement variable suivant les manipulations que l'on fait subir à ce liquide.

Nous préciserons donc tout d'abord la technique que nous avons suivie : Le tube à centrifuger est rempli à moitié. On centrifuge, pendant trois minutes, avec un centrifugeur à main donnant environ 2.500 tours à la minute. Le tube est ensuite vidé jusqu'à la dernière goutte, puis redressé. Le fond est ensuite gratté avec l'extrémité d'une pipette ; dans celle-ci monte toujours une goutte de liquide. On porte sur la lame de verre puis on sèche à l'étuve à 100°. On fixe à l'alcool-éther, puis on colore successivement au bleu de méthylène et à l'éosine.

Le microscope que nous employons est le microscope de laboratoire ordinaire muni d'une platine à rotation et à centrage au moyen de deux boutons, dont le déplacement ne dépasse pas 5 millimètres. Nous nous servons d'un grossissement moyen, et jamais nous n'avons employé l'objectif à immersion.

Avec cette méthode, chez l'individu normal, on ne trouve rien ou bien 2 ou 3 lymphocytes dans une préparation tout entière. Pour préciser davantage, nous dirons que, dans la paralysie générale confirmée et dans le tabès, il est rare que nous observions plus de 15 à 20 lymphocytes dans le champ du microscope.

En l'absence de mesures plus précises de numération, ces résultats nous serviront de points de comparaison. Voici ceux que nous avons recueillis chez nos malades :

Observation I. — *Première ponction*, 4 ou 5 lymphocytes par champ de préparation ; *deuxième ponction*, mêmes résultats.

Observation II. — *Première ponction*, 4 lymphocytes en moyenne ; *deuxième ponction*, 4 à 5 lymphocytes.

Observation III. — *Première ponction*, 5 à 6 lymphocytes ; *deuxième ponction*, 4 à 5 lymphocytes.

Observation IV. — *Première ponction*. — Lymphocytose assez marquée, 10 à 12 lymphocytes dans le champ d'excursion de la plaque (5 millimètres) ; ces lymphocytes sont petits, mal colorés ; *deuxième ponction*, 6 à 8 lymphocytes.

Observation V. — 4 à 5 lymphocytes.

Observation VI. — Cinq lymphocytes en moyenne.

En présence de tels résultats, est-on autorisé à dire lymphocytose? La question a été discutée, le 10 janvier 1902, à la Société médicale des hôpitaux de Paris, à la suite d'une communication de Nageotte et Jamet.

M. Widal rappela que dans le liquide céphalo-rachidien, même normal, on peut toujours déceler la présence de rares lymphocytes : quand on fait un examen de liquide céphalo-rachidien, dit-il, il ne faut jamais oublier que, dans le champ d'un objectif à immersion, on peut parfois trouver deux ou trois lymphocytes sans que l'on soit pour cela autorisé à conclure à la lymphocytose.

Dans toutes nos observations, nous avons trouvé un nombre restreint, mais à peu près constant de lymphocytes. Et, cependant, nous devons faire encore une fois remarquer que nous nous servons d'un grossissement toujours peu élevé, sans immersion, et que l'examen a toujours été fait après une centrifugation peu intense et de courte durée (trois minutes).

Il nous semble rationnel de conclure de nos observations personnelles que le liquide céphalo-rachidien, dans les tumeurs cérébrales, n'est pas un liquide absolument normal. Si le nombre des lymphocytes qu'il contient est toujours petit, il est toujours aussi supérieur à la normale, et dans un cas où on pourrait hésiter entre des troubles nerveux fonctionnels et une tumeur cérébrale, cette constatation pourrait revêtir une incontestable utilité.

D'autre part, dans tel autre cas où on pourrait hésiter entre une lésion inflammatoire et une lésion néoplasique, la faible quantité de lymphocytes ferait encore pencher la balance en faveur de cette dernière hypothèse.

Nous devons dire, d'ailleurs, que nous avons fait de très nombreux examens de liquide céphalo-rachidien, provenant soit d'individus normaux, soit de cas typiques de tabès ou de paralysie générale. A la Charité, dans le service des aliénés, tous les malades sont ponctionnés. L'analyse comparative de nos résultats nous permet d'affirmer que, dans les tumeurs cérébrales, il y a toujours un nombre de lymphocytes supérieur à l'état normal, et moindre que celui que l'on rencontre dans le tabès et la paralysie générale.

Cependant, il ne s'agit pas là d'une constatation tout à fait exceptionnelle.

Plusieurs auteurs ont mentionné des observations dans lesquelles il y avait une lymphocytose indiscutable. Achard et Laubry, entre autres, ont cité, à la Société médicale des hôpitaux de Paris, un fait de ce genre : il s'agissait d'une tumeur à évolution un peu rapide qui fut prise pour une méningite tuberculeuse; le liquide céphalo-rachidien renfermait des lymphocytes qui dépassaient la moyenne de ce qu'on peut observer chez des sujets normaux.

Plus tard, en 1903, Cade et Bancel rapportent, dans le *Lyon médical*, une observation de tumeur kystique du lobe médian du cervelet dans laquelle ils constatèrent une indéniable lymphocytose. Ils en concluent que, dans leur cas, la ponction lombaire n'a fait que rendre le diagnostic plus hésitant.

Il nous semble, quant à nous, que ce reproche n'est pas justifié, car, si la lymphocytose peut être observée dans les tumeurs cérébrales, il s'agit toujours d'une réaction modérée, bien différente de celle que l'on rencontre dans les affections inflammatoires.

De plus, outre leur nombre restreint, l'aspect particulier des lymphocytes pourrait apporter aussi quelques renseignements ; tandis que ceux que l'on rencontre dans les lésions inflammatoires, telles que le tabès, la paralysie générale, sont habituellement de petites dimensions, apparaissant comme un disque aux bords nets, fortement et uniformément coloré, au contraire, les lymphocytes appartenant au liquide céphalo-rachidien des tumeurs cérébrales sont en général plus volumineux, moins colorés, à contours plus flous.

D'une façon générale, et que l'on admette ou non la lymphocytose, il est à peine utile d'insister sur la valeur des renseignements fournis par l'étude microscopique du liquide céphalo-rachidien. Nombreux sont les cas où, grâce à ce mode d'investigation, de grosses erreurs ont pu être évitées. Les exemples en abondent : pour en citer un, au hasard, nous rappellerons l'observation apportée devant la Société de Pédiatrie, par M. Lereboullet, le 10 décembre 1901 : il s'agissait d'une enfant de quatre ans chez laquelle le tableau ordinaire de la méningite tuberculeuse fut simulé par la propagation à la pie-mère bulbo-protubérantielle et spinale d'un sarcome. L'enfant avait été d'abord traitée pour un polype de l'oreille qui récidiva après ablation. Puis, apparurent progressivement des symptômes méningés : céphalée, vomissements, constipation, rétraction de l'abdomen. A l'entrée, à part l'apyrexie constante, les symptômes étaient ceux d'une méningite tuberculeuse avec raideur de la nuque, signe de Kernig, irrégularité du pouls, etc. Mais les indications fournies par la ponction lombaire permirent d'éviter l'erreur : il n'y avait pas de lymphocytes, pas d'abaissement du point cryoscopique. La mort survint quinze jours après le début des accidents méningés. L'autopsie montra que le nerf acoustique était le point de départ du sarcome.

De pareils faits montrent tout l'intérêt qu'il y a à pratiquer la ponction toutes les fois que des incertitudes planent sur le diagnostic.

---

# OBSERVATIONS

## OBSERVATION I

B..., Pierre, trente-cinq ans, charron, entre à l'Hôtel-Dieu de Saint-Étienne, pavillon 7 CD, le 20 janvier 1902.

Père et mère vivants, bien portants.

Deux frères vivants en bonne santé.

Marié, sa femme est bien portante ; elle n'a jamais eu de fausse couche. Un enfant vivant bien portant. Pas d'enfants morts en bas âge.

Personnellement, le malade a toujours joui d'une excellente santé ; il était même particulièrement robuste et n'a jamais été atteint d'aucune affection même sans gravité.

On n'a aucun renseignement sur la possibilité d'une contamination spécifique.

Pas d'éthylisme.

Le début des accidents actuels remonte à deux mois et demi environ. Le malade commença à ressentir une céphalée violente diffuse avec maximum frontal et occipital. Cette céphalée s'est installée d'emblée et a persisté depuis avec ses caractères primitifs : sourde, gravative, lancinante. Jamais la douleur n'a été plus vive d'un côté que de l'autre. Bientôt apparurent des vomissements, survenant fréquemment, sans cause et sans efforts, alimentaires d'abord, puis glaireux ; en même temps se montra une constipation légère d'abord, puis plus persistante à mesure que la maladie s'aggravait. De plus, signes oculaires consistant surtout en amblyopie et diplopie.

Au milieu de décembre, c'est-à-dire un mois environ après le début de son affection, M. le Dr Roux a l'occasion de l'examiner chez lui. Il constate les symptômes suivants : céphalée intense, non localisée, et non exagérée par la pression et la percussion du crâne. La démarche est un peu ébrieuse ; il constate aussi une torpeur intellectuelle marquée sans diminution de la mémoire et sans délire. Le pyramidon amena un soulagement notable de la céphalée avec une amélioration légère de certains symptômes. Quatre injections de calomel, espacées tous les huit jours, furent pratiquées. Pendant ce temps, le malade passe par des alternatives d'amélioration et d'aggravation.

A ce moment apparaissent de petites crises, consistant en un tremblement convulsif de tout le corps avec prédominance nette sur le côté droit. Ces crises n'étaient pas précédées de chute et ne s'accompagnaient pas de perte de connaissance, mais le malade perdait l'usage de la parole et ne répondait pas aux questions qui lui étaient posées. La fréquence de ces crises était variable : pendant les périodes d'aggravation, elles se renouvelaient plusieurs fois dans les vingt-quatre heures.

Vers le 12 janvier, c'est-à-dire huit jours avant son entrée à l'hôpital, son état s'aggrave : il tombe dans un demi-coma dont il ne sort que par instants pendant lesquels il peut prononcer quelques paroles. On constate des irrégularités respiratoires, sans type défini. Le pouls reste régulier mais tombe à 42.

Le 18 janvier, il y a par conséquent deux jours, apparaît une hémiplégie droite, incomplète et flasque.

*A l'entrée*, le malade est dans un état de torpeur et de somnolence voisin du coma. Les yeux sont mi-clos et roulent par moments dans les orbites. Le malade ne peut répondre aux questions qui lui sont adressées ; de temps à autre, un grognement inintelligible, et c'est tout.

Le facies est indifférent, rouge, peu amaigri. Légère parésie faciale du côté droit.

L'examen du crâne ne révèle rien de particulier. La voûte est partout bien conformée. Il n'y a pas d'amincissement ni de battements. La percussion ne semble pas douloureuse; il n'y a pas de dilatation veineuse; l'auscultation est négative.

La motilité est légèrement diminuée du côté droit. La sensibilité est émoussée également surtout à droite, mais cependant la piqûre un peu forte provoque partout un mouvement de retrait de la région intéressée.

Il n'y a pas de paralysie des muscles moteurs de l'œil : pas de strabisme. Les pupilles, paresseuses, réagissent également à la lumière des deux côtés.

Légère asymétrie faciale.

Les réflexes sont abolis : la percussion des tendons rotuliens ne donne pas de secousse. Le réflexe de Babinski se fait en flexion.

Pas de signe de méningisme : le signe de Kernig fait défaut ; il n'y a pas de raideur de la nuque.

L'état général est conservé ; le malade mange avec appétit ; il ne s'est pas amaigri.

L'examen des différents viscères est négatif : il n'y a rien au poumon ni au cœur. L'abdomen est souple, le foie de volume normal.

Le pouls est régulier; il n'est pas ralenti. Au contraire, la radiale bat 120 à la minute.

La respiration est ralentie : 11 respirations à la minute. Pas de Cheyne-Stokes.

Incontinence absolue des sphincters vésical et anal. Macération du gland et du prépuce. Début d'une escarre sacrée.

La température est à 38°5.

Les urines abondantes, claires, contiennent un disque épais d'albumine. Il n'y a pas de sucre.

Le jour même de son entrée *ponction lombaire* s'effectuant sans difficulté, amenant un liquide limpide s'échappant en jet, sous une très forte pression. A la fin de l'opération, la pression est encore de 160 gouttes à la minute. On retire l'aiguille alors que l'écoulement n'est pas encore tari.

*Examen microscopique.* — Quatre ou cinq lymphocytes par champ de préparation.

Immédiatement après la ponction, le malade est beaucoup moins obnubilé ; il répond clairement aux questions qui lui sont posées.

*21 janvier.* — L'amélioration constatée hier après la ponction s'est maintenue toute l'après-midi.

Aujourd'hui, légère diminution de la force musculaire du côté droit. Réflexe rotulien absent. Réflexe plantaire en flexion. Pas de réflexe crémastérien. Incontinence sphinctérienne. Escarre sacrée.

Au membre supérieur, tous les mouvements sont possibles avec une force relativement égale des deux côtés.

Asymétrie des mouvements de la face.

L'examen ophtalmoscopique est tenté ; il est rendu impossible par l'indocilité du malade qui tient ses yeux obstinément fermés.

La température est redevenue normale.

Le pouls est à 119, régulier, de très faible tension. Albuminurie légère.

*22 janvier.* — On pratique une *ponction lombaire.*

L'écoulement du liquide se fait bien moins rapidement et sous une bien plus faible tension : 8 à 10 gouttes par minute. Le liquide est toujours très clair. Cependant, quand la goutte est formée et près de tomber dans le tube, on voit un filet de sang couler à sa surface et la remplir peu à peu complètement. Le sang disparaît quand on retire légèrement l'aiguille ; il provient manifestement d'un petit vaisseau ligamenteux.

*Examen microscopique.* — Quatre ou cinq lymphocytes par champ de préparation et de très nombreux globules rouges.

*25 janvier.* — La deuxième ponction n'a pas amené de changement dans l'état du malade.

On pratique une *troisième ponction lombaire.*

Le liquide s'écoule avec une pression de 60 gouttes au début. Au bout d'un moment d'écoulement, la pression n'est plus que de 25 gouttes. Le liquide a une couleur légèrement citrine ; un peu moins teinté à la fin de l'opération. Cette coloration jaunâtre est le résultat de la petite hémorragie de la ponction précédente.

*Examen microscopique.* — Quelques globules rouges et quatre lymphocytes dans la préparation.

L'état du malade est stationnaire.

*Examen ophtalmoscopique* est pratiqué aujourd'hui. Des deux côtés, œdème de la papille.

Les contours en sont absolument indistincts. Les vaisseaux, arrivés à la périphérie, disparaissent. Congestion veineuse. Pas d'exsudats. Sur la pupille droite, très légère traînée blanchâtre rayonnée.

Le malade s'aggrava progressivement dans la suite et mourut le 15 mars dans la cachexie la plus profonde.

*Résumé symptômatique.* — Absence de tout antécédent. Début par de la céphalée, quelques troubles de l'ouïe et de la vue, torpeur intellectuelle. Le 15 décembre, un mois après le début : mêmes symptômes, plus démarche ébrieuse et petites crises convulsives. Le 12 janvier, coma. Le 18 janvier, hémiplégie droite. Le 22 janvier, incontinence des sphincters, escarre sacrée, albuminurie. Le malade meurt cachectique.

*Diagnostic porté.* — Tumeur de l'hémisphère gauche.

*Autopsie.* — Examen du cerveau durci au formol : on aperçoit au niveau de la partie antérieure du corps calleux une tumeur envahissant le lobe frontal gauche, et arrivant à la superficie de l'écorce au niveau de la partie antérieure des première et deuxième frontales. Le reste de l'écorce cérébrale n'offre rien de particulier à signaler.

Première coupe passant à 1 cent. 1/2 en arrière du pôle frontal : la tumeur occupe complètement la première circonvolution frontale et la deuxième.

Deuxième coupe passant à 1 centimètre en avant du corps calleux : la tumeur occupe presque toute l'étendue du lobe frontal, sauf une zone de 1 centimètre environ. Elle repousse l'autre hémisphère. Son aspect est gris rosé, la substance en est ferme, au niveau des premières et deuxième circonvolutions frontales ; mais au centre le tissu a subi une dégénérescence marquée : il est ramolli et présente l'apparence d'une bouillie hémorragique.

Troisième coupe passant à quelques millimètres en avant du corps calleux : même étendue et même aspect de la tumeur sur le lobe frontal gauche, on constate aussi la présence de quelques foyers hémorragiques de la dimension et de la forme d'une amande, foyers situés entre la tumeur et la face inférieure du lobe frontal. De plus, la tumeur franchit la ligne médiane sur le corps calleux et envahit le centre du lobe frontal du côté droit.

Quatrième coupe passant par l'extrémité antérieure du ventricule latéral : l'aspect du néoplasme est toujours sensiblement le même, mais celui-ci n'intéresse plus, à ce niveau, la corticalité.

Cinquième coupe passant au niveau du chiasma optique : la tumeur occupe, à gauche, toute la substance blanche et tout le corps calleux jusqu'au niveau de l'angle supéro-externe du ventricule latéral droit. L'hémorragie, signalée plus haut, touche ici la tumeur au niveau de laquelle elle semble avoir pris naissance.

Sixième coupe passant au niveau des tubercules mamillaires ; là, il n'y a plus trace de tumeur. Les ventricules ne sont pas dilatés et ne présentent rien d'anormal.

Les autres coupes pratiquées dans le cerveau n'offrent aucune particularité intéressante.

Le cervelet et le bulbe sont indemnes.

En résumé, il s'agit d'une tumeur paraissant avoir pris naissance au milieu de la paroi centrale du lobe frontal gauche, ayant envahi ensuite le corps calleux jusqu'à sa partie moyenne et poussé un prolongement dans le lobe frontal droit.

## OBSERVATION II

A..., Jules, cinquante-sept ans, ex-passementier, entre le 20 juillet 1903 à la Charité de Saint-Étienne, service des aliénés.

L'interrogatoire du malade est extrêmement difficile. Il fournit peu de renseignements, non pas que la mémoire lui fasse complètement défaut, mais il semble plutôt que ce soit par paresse ; il paraît ne pas avoir la force d'articuler les mots qu'il doit prononcer.

D'après ce qu'il dit, son père serait mort poitrinaire à cinquante-sept ans, sa mère serait morte d'accidents d'ordre rhumatismal.

Un frère mort d'affection inconnue. Deux sœurs sont vivantes et bien portantes.

Comme antécédents personnels, il dit avoir eu des fièvres sans qu'il en puisse préciser la nature ; il aurait aussi présenté des troubles du côté des yeux.

On n'a aucun renseignement sur la date et le mode de début de l'affection actuelle.

Lorsque le malade a été amené à la Charité, il paraissait être dans un état voisin du coma, il ne répondait pas aux questions qui lui étaient adressées, restait inerte et sans faire aucun mouvement, mais la sensibilité n'était pas abolie, la respiration était régulière, le pouls également régulier, mais notablement ralenti, à 45 pulsations par minute. Le lendemain, cet état s'est modifié pour devenir ce qu'il est actuellement.

En ce moment, ce qui paraît dominer au point de vue mental, c'est un peu d'obnubilation intellectuelle ; la mémoire est un peu diminuée : le malade sait où il est, il connaît le mois, l'année ; il répond même à des questions plus précises, mais après un moment de réflexion ; il semble être obligé de faire un grand effort pour rassembler ses souvenirs. Par contre, il se renseigne sur les médicaments qu'on lui donne, demande des dépuratifs, des purgations ; en somme, il paraît assez préoccupé de son état de santé. Il se plaint beaucoup et continuellement ; il prétend éprouver des douleurs partout ; parfois le plus léger attouchement lui est intolérable.

La vision est complètement abolie à l'œil droit ; très diminuée à l'œil gauche.

L'appétit est à peu près nul.

La constipation est opiniâtre.

*Examen somatique.* — Réflexes tendineux plutôt forts, sensibilité exagérée = sensibilité subjective au froid très grande ; les membres, exposés à l'air, se refroidissent également très vite.

Pas de paralysies.

L'abdomen est douloureux à la pression; il est dur et rétracté. La palpation ne donne aucun renseignement.

Cœur : rythme ralenti, bat 60 à la minute.

Les poumons sont sains.

La température, prise plusieurs fois, est abaissée à 35°9.

Les urines sont limpides, mais contiennent un disque épais d'albumine.

25 juillet. — Ce matin, le malade paraît inquiet et énervé. Il pleure par moments d'une façon spasmodique. Il s'agite constamment dans son lit ; sa physionomie exprime la souffrance. Il répond aux questions qu'on lui pose avec un ton enfantin. Il se plaint uniquement de souffrir du froid. Il n'accuse pas d'autre cause de souffrance ni de tristesse. La mémoire paraît affaiblie ; l'intelligence fortement obnubilée. La nuit, le sommeil est assez calme.

On constate : démarche hésitante. Les réflexes sont à peu près normaux. Les extrémités ont encore une tendance au refroidissement. Cependant, la température est remontée aux environs de 37°. L'albumine a disparu et le pouls est régulier à 76.

Rien d'anormal à l'auscultation du cœur.

L'examen de l'abdomen est négatif.

26 juillet. — *Ponction lombaire.*

Issue, sous pression moyenne, de quelques centimètres cubes de liquide coloré en jaune ; pas de sang rouge. Il ne s'agit pas d'une hémorragie due à la ponction.

*Examen microscopique.* — Nombreux globules rouges ; 4 lymphocytes en moyenne par champ de préparation.

La ponction n'apporte aucun changement dans l'état du malade.

28 juillet. — L'urine présente aujourd'hui un gros disque d'albumine.

1er août. — D'après la feuille de l'enquête, le malade présentait des troubles mentaux depuis environ un mois : il faisait des gestes et se livrait à des actes obscènes ; parfois aussi il proférait des menaces.

L'albuminurie a disparu.

Aujourd'hui il est tranquille ; il ne présente pas d'idées délirantes ; il mange et dort bien. Il répond assez précisément aux questions qui lui sont adressées ; il ne semble toujours y avoir qu'une diminution de la mémoire et de l'obnubilation intellectuelle.

*Examen ophtalmoscopique.* — Œil droit : papille pâle, à bords flous ; vaisseaux très atrophiés, filiformes, disparaissant rapidement en dehors de la papille. Pas de saillie, pas d'excavation, pas d'exsudats.

Œil gauche : même aspect, mais l'atrophie vasculaire est moindre qu'à droite.

Aucun trouble moteur.

Refroidissement des extrémités.

Le pouls est à 68.

Il n'y a pas d'albumine.

Amaurose complète de l'œil droit. Amblyopie très accusée du côté gauche.

Il est impossible de mesurer exactement le champ visuel ; il semble cependant rétréci du côté temporal.

Absence totale de réaction pupillaire des deux côtés.

Le malade, interrogé, dit que la perte de la vue a été précédée de maux de tête violents.

On ne trouve aucun signe somatique de paralysie générale.

*Discussion du diagnostic* (écrite au lit du malade).

*a*) Il s'agit évidemment d'un état organique (hypothermie, albuminurie, ralentissement du pouls, narcolepsie).

*b*) On ne retrouve pas de cause d'auto-intoxication et l'albuminurie intermittente constatée est certainement d'origine nerveuse. Il s'agit donc vraisemblablement d'une lésion encéphalique, rendue plus probable encore par l'examen du liquide céphalo-rachidien qui contient du sang.

*c*) Quel est le siège de cette lésion ? Il ne peut guère s'agir d'une lésion bulbaire, car l'évolution en serait moins bénigne. Une lésion au niveau du chiasma, au contraire, expliquerait d'une façon satisfaisante la plupart des symptômes constatés : troubles visuels, albuminurie, hypothermie, etc.

*d*) Quelle est la nature de cette lésion ? Les derniers renseignements obtenus semblent établir que le malade avait souffert de la tête et présenté des troubles visuels il y a plusieurs années déjà ; dans ce cas, il y aurait eu deux poussées, l'une correspondant à cette première période, et l'autre, la seconde, à la maladie actuelle.

On doit alors envisager les hypothèses suivantes : ou bien il s'agit de deux hémorragies cérébrales successives, et, en faveur de cette opinion, tenir grand compte de la coloration jaune du liquide céphalo-rachidien retiré par la ponction, coloration qui trahit la présence du sang dans ce liquide ; ou bien encore il s'agit de deux ramollissements ; ou bien enfin d'une tumeur à évolution lente avec une longue période de rémission.

*e*) Il y a en outre un état démentiel léger, qui peut parfaitement être déterminé par une lésion en foyer, ou bien encore être sous la dépendance des lésions concomitantes du cerveau.

3 août. — *Deuxième ponction lombaire.*

Le liquide s'écoule sous faible tension. La teinte jaune

persiste avec les caractères constatés lors de la première ponction

*Examen microscopique.* — Très nombreux globules rouges. Quatre ou cinq lymphocytes par champ de préparation.

La ponction a été très bien supportée : l'état du malade reste identiquement semblable.

11 août. — Ce matin, le malade a été pris d'un malaise subit : il a eu des vomissements bilieux, puis il est entré dans un état de torpeur analogue à celui qu'il présentait lors de son arrivée dans le service. Il paraît comprendre ce qu'on lui dit, mais incapable de répondre.

Les membres sont dans un état très prononcé de raideur cataleptoïde.

Les réflexes tendineux sont nettement exagérés.

Sensibilité obtuse ; incontinence du sphincter vésical.

Le pouls est régulier, mou, à 50. La respiration est tranquille, à 15 à la minute.

La température est de 36°5.

12 août. — Le malade meurt sans avoir présenté aucun symptôme nouveau.

*Résumé symptomatique.* — Pas de renseignements précis.

A l'entrée : Narcolepsie, hypothermie, albuminurie, ralentissement du pouls ; de plus, troubles mentaux ; inquiétude, énervement, tristesse, diminution de la mémoire et obnubilation intellectuelle.

*Examen somatique.* — Refroidissement périphérique. Pouls à 76. Constipation opiniâtre.

1er août. — Pas d'albumine, pouls à 68, refroidissement des extrémités ; amaurose complète de l'œil droit, amblyopie de l'œil gauche avec probablement hémianopsie temporale.

*Examen ophtalmoscopique.* — Atrophie des vaisseaux de la papille, absence de réaction pupillaire.

Le liquide céphalo-rachidien contient du sang.

*Diagnostic porté.* — Lésion en foyer de la base du cerveau.

*Autopsie.* — A l'ouverture de la boîte crânienne, on ne remarque rien d'anormal. Mais, lorsqu'on soulève les lobes frontaux, on aperçoit une tumeur lobulée occupant toute la fosse pituitaire et en dépassant largement les limites.

Cette tumeur est de couleur rougeâtre, très diffluente, de même d'ailleurs que le reste du cerveau, la décomposition du cadavre étant très avancée.

Le cerveau et la tumeur sont enlevés et placés dans le formol. Le corps pituitaire et la tente de l'hypophyse ont disparu. La fosse pituitaire est augmentée de dimensions ; elle présente une forme ovalaire à grosse extrémité située en avant ; elle mesure 30 millimètres dans le sens antéro-postérieur, et 33 millimètres dans sa plus grande largeur ; le périoste est intact.

L'examen histologique n'a pas été fait.

## OBSERVATION III

V..., Georges, trente-deux ans, employé d'octroi, entre le 18 août 1903, à l'Hôtel-Dieu de Saint-Étienne, pavillon 7, CD.

Son père est vivant et bien portant.

Sa mère est morte d'une affection cardiaque.

Il a un frère et une sœur en bonne santé.

Personnellement, il dit n'être pas très robuste ; à l'âge de trois ans, il aurait été très gravement malade d'une affection pulmonaire.

A l'âge de vingt et un ans, il fut réformé après deux mois de service militaire, à la suite d'une grippe très sérieuse.

Il a eu une blennorrhagie, mais nie formellement toute contamination spécifique.

Éthylisme léger : 1 litre 1/2 de vin par jour et un peu d'eau-de-vie. Quelquefois de l'absinthe. Il dit d'ailleurs être très sensible à l'action de l'alcool ; le moindre excès était suivi de malaises pendant plusieurs jours.

Marié, sa femme a eu une fausse couche de six mois. Depuis, elle a eu à terme une enfant actuellement vivante et bien portante.

Le début de l'affection actuelle paraît remonter au mois de novembre 1902. A cette époque, il souffrit pendant plusieurs jours d'une névralgie dentaire très persistante et très douloureuse. En même temps, il éprouva de vives contrariétés et, une nuit, il eût un ictus qui ne laissa pas de traces et notamment pas de paralysie, même transitoire.

Trois semaines après, nouvel ictus qui, cette fois, le laissa paralysé du côté gauche pendant une durée de deux mois. A ce moment, il aurait eu de l'aphasie tout d'abord, puis une simple dysarthrie ensuite.

Après trois mois de convalescence, le malade reprit son travail, mais il fut sujet, dès lors, à des crises convulsives, d'assez courte durée (environ deux à trois minutes), survenant à intervalles irréguliers. Les contractions commençaient à l'extrémité du membre inférieur gauche pour envahir graduellement tout le côté gauche du corps, puis la moitié gauche de la face.

Depuis cette époque, il éprouve très fréquemment des céphalées très violentes, des vertiges et des bourdonnements d'oreille.

Le malade est traité depuis trois mois par les injections hebdomadaires de calomel. Cette thérapeutique a eu chez lui une heureuse influence ; les crises convulsives ont très nettement diminué d'intensité et de fréquence.

A l'entrée à l'hôpital, le malade semble assez bien constitué ; il ne paraît pas très amaigri et cependant il affirme avoir perdu 14 kilog.

L'appétit est conservé ; il y a une tendance marquée à la constipation Il n'a pas de vomissements. En somme, les fonctions digestives semblent s'accomplir chez lui d'une façon encore assez satisfaisante.

Le tonus musculaire est normal au membre supérieur et au membre inférieur.

Bien que le malade se plaigne de faiblesse dans le membre inférieur gauche, la démarche ne paraît pas altérée.

Un peu d'incoordination motrice du côté gauche, manifeste surtout au membre supérieur, et lorsqu'on fait fermer les yeux au malade.

La sensibilité objective n'est pas troublée. Le malade accuse quelques sensations passagères de fourmillements dans les deux membres supérieurs.

Dysarthrie légère.

*Examen de l'œil.* — Les réflexes iriens sont conservés avec leurs caractères normaux. Il n'y a pas d'hémianopsie. Pour l'œil gauche, l'acuité visuelle est de 1/2; pour l'œil droit, de 2/3.

L'audition est intacte : quelques bourdonnements d'oreilles.

En somme, le malade se plaint surtout de ses crises convulsives et de céphalées violentes localisées au côté droit du crâne, avec irradiations dentaires.

La percussion du crâne augmente la douleur.

La mémoire et l'intelligence ne sont pas troublées. Cependant, la lecture et le travail intellectuel sont difficilement supportés.

Les urines sont limpides et ne contiennent ni albumine ni sucre.

La température est de 37°2.

19 août. — Depuis quatre mois, le malade a été traité simultanément par les injections de calomel et le bromure de potassium à la dose de 4 grammes par jour. Les grandes crises ont disparu. Cependant, de temps à autre, survient une petite crise avortant rapidement. La céphalée a également diminué un peu. L'hémiparésie gauche se serait aussi un peu atténuée.

*Ponction lombaire.* — Liquide limpide. L'évacuation a été suivie, le lendemain et pendant quelques jours, de céphalées assez fortes, quoiqu'on n'ait retiré que 2 ou 3 cent. cubes.

*Examen microscopique.* — Pas de globules rouges. Cinq à six lymphocytes.

21 août. — Démarche normale.

Réflexes rotuliens un peu forts des deux côtés. Réflexes achilléens normaux. Réflexes plantaires en flexion.

Objectivement, il y a peu de trouble de la motilité : le malade accuse une diminution de la force musculaire du côté gauche. Cette diminution existe, bien que très légère, au membre supérieur gauche. A ce membre, les réflexes sont normaux.

Pas d'asymétrie des mouvements de la face.

Légère sensibilité à la percussion du côté droit du crâne.

*Examen ophtalmoscopique.* — Il y a deux mois, l'examen avait montré l'existence d'un étranglement papillaire des deux côtés.

Actuellement, les pupilles sont égales, réagissent à la lumière et à l'accomodation, quoique assez faiblement. Il n'y a pas de paralysie des muscles moteurs de l'œil. Pas de nystagmus.

L'examen du fond de l'œil montre, à gauche, une papille saillante, floue, à bords indistincts. Les artères sont à peine visibles, les veines turgescentes. On constate un léger coude des vaisseaux, au moment où ils atteignent la papille. On ne voit ni hémorragie ni exsudats. A droite, mêmes signes, un peu moins accusés.

24 août. — Hier matin, le malade a pris une crise. Celle-ci a débuté par des picotements dans la main, puis cette sensation s'est étendue à tout le membre et à la face. Bientôt après, sont apparus quelques mouvements convulsifs, suivis de parésie du bras gauche et de la langue. Le membre inférieur n'a pas été intéressé.

9 septembre. — Les crises, qui avaient diminué de fréquence, ont fait leur réapparition hier. En vingt-quatre heures, le malade en a eu plusieurs, débutant par une céphalée violente, bientôt suivie d'un tremblement convulsif généralisé, accompagné d'une obnubilation intellectuelle marquée, sans perte de connaissance véritable.

21 septembre. — Depuis trois jours, le malade éprouve

par moments une céphalée extrêmement violente. Il n'y a pas eu de crise convulsive. Les troubles de la vue n'ont pas augmenté.

Il n'y a pas de ralentissement du pouls.

On fait une *ponction lombaire.*

Liquide clair. On ne retire que 5 centimètres cubes.

*Examen microscopique.* — Quatre ou cinq lymphocytes.

On met de la glace sur la tête. La céphalée est très atténuée pendant trois jours.

25 septembre. — La céphalée reparaît avec violence.

*Ponction lombaire.* — Quelques centimètres cubes de liquide limpide, présentant les mêmes caractères microscopiques que lors des précédentes ponctions.

Pas d'amélioration des symptômes.

28 septembre. — Le malade est resté au lit avec de la glace sur la tête en permanence. Lorsqu'il est ainsi, il ne souffre pas trop ; les douleurs sont, d'après lui, plus violentes lorsqu'il est couché sur le côté droit. Quand il se lève, il est obligé de marcher penché en avant, la tête baissée, à cause des douleurs qu'il ressent lors de la contraction des muscles de la nuque.

Les crises ont disparu.

Pas de vertiges.

Le pouls est normal au repos. Il s'accélère dans la station debout.

25 octobre. — On a fait au malade la crâniectomie de Doyen. L'opération a été faite en deux temps. Le premier jour on a circonscrit et luxé le lambeau osseux, puis réappliqué. Huit jours après deuxième intervention : on ouvre la dure-mère.

Le cerveau paraît un peu comprimé ; les circonvolutions sont aplaties, sans battements. L'exploration au doigt ne permet pas de sentir de tumeur. Une ouverture est faite au niveau de la deuxième circonvolution frontale, conduite sur une longueur de 2 centimètres environ, et ne fait rien trouver d'anormal.

A la suite de l'opération, le malade s'est infecté ; sous la poussée interne, le lambeau musculo-cutané a été soulevé ; la substance cérébrale fit hernie.

En même temps : fièvre, torpeur, subdélire.

Une *ponction lombaire* faite à ce moment donnait un liquide sanguinolent qui, à l'examen microscopique, montrait outre de très nombreux globules rouges, une grande quantité de polynucléaires.

Le malade mourait trois semaines après l'intervention.

*Résumé symptomatique.* — Nie la syphilis.

Éthylisme modéré. Début il y a dix mois par une crise convulsive nocturne. Trois semaines après, nouvelle crise suivie d'hémiparésie gauche et d'embarras de la parole.

Depuis cette époque, céphalée continuelle ; quelques crises convulsives avec aura débutant par le pied gauche. Parfois crises avortées avec aura sensitive sans élément convulsif.

A l'entrée, hémiparésie gauche. Légère sensibilité du crâne à la percussion du côté droit. Œdème de la pupille, surtout à gauche.

*Diagnostic porté :* Tumeur de l'hémisphère droit.

*Autopsie.* — Examen du cerveau après durcissement au formol.

Sur la coupe passant à environ 1 centimètre en avant du bourrelet du corps calleux, on commence à apercevoir la tumeur. Celle-ci, située en plein centre ovale, a un aspect blanc grisâtre. Les limites sont indécises : il n'y a pas de transition nette avec l'écorce cérébrale. L'incision pratiquée sur la deuxième circonvolution frontale, lors de la crâniectomie, est arrivée au contact de la tumeur, sans toutefois l'entamer.

Plus loin, la tumeur occupe presque tout le centre ovale et envahit les circonvolutions de la face inférieure du lobe temporal. Elle respecte les noyaux centraux et la capsule interne.

On la retrouve sur la coupe frontale passant par les tubercules mamillaires.

Partout, ses limites sont indistinctes : son énucléation était chirurgicalement impossible.

Le bulbe et le cervelet sont normaux.

## OBSERVATION IV

P..., Gabriel, vingt-trois ans, ébéniste, entre à l'hôpital de Bellevue, au pavillon 7 C D, le 4 mars 1904.

Père vivant, soixante-trois ans, atteint de rhumatisme chronique.

Mère morte d'une affection cardiaque, à l'âge de cinquante-six ans.

Sept frères ou sœurs ; deux sont mortes en bas âge de cause mal déterminée, probablement d'entérite aiguë. Cinq sont encore vivants : trois sont en bonne santé, les deux autres sont fréquemment malades, mais ne semblent pas très nerveux, à l'exception de l'un d'entre eux qui aurait eu dans son enfance une affection nerveuse sur la nature de laquelle on n'a pas de renseignements.

Rien à signaler dans les antécédents personnels, le malade dit simplement avoir une tendance à tousser facilement l'hiver. Il nie tout éthylisme et tout accident vénérien.

Bégaiement ayant toujours existé ; un de ses frères bégaie aussi.

Le malade n'a jamais eu de crises nerveuses. Pas de convulsions dans l'enfance.

Sa santé était donc satisfaisante jusqu'à il y a un mois environ, époque à laquelle il dut arrêter son travail.

Le premier symptôme de son affection actuelle fut une douleur de tête survenant de temps en temps, et principalement le soir, en rentrant de son travail.

Cette douleur ne tarda pas à devenir continuelle, avec exaspération vespérale, à siège surtout frontal. La nuit, il ne pouvait dormir, en proie à une vive agitation ; il se plaignait de cauchemars terrifiants, s'agitait dans son lit et présentait par moments des soubresauts musculaires involontaires, surtout dans les bras et dans les jambes. Il sentait d'ailleurs son intelligence s'altérer, et déclarait à son entourage qu'il devenait fou.

La céphalée et ces troubles intellectuels durèrent environ huit jours, puis apparut un peu de raideur de la nuque obligeant la tête à se renverser en arrière, puis la physionomie prit une expression profonde d'égarement. Les fonctions intellectuelles restaient toujours altérées. Cependant la vue et l'audition étaient assez bien conservées.

Bientôt se montrèrent des vomissements bilieux et alimentaires, survenant environ une heure après le repas ; le malade rejetait sans efforts tout ce qu'il avait absorbé. En même temps, constipation à peu près absolue : il n'allait à la selle que par des lavements administrés quotidiennement. Un médecin, consulté, le soumet au traitemeut bromuré.

Quelques jours plus tard, le malade fut obligé de garder le lit ; l'alimentation était devenue impossible : toute substance ingérée était immédiatement expulsée. La constipation persistait, opiniâtre. La céphalée avait cependant un peu diminué, ou plutôt était devenue intermittente ; le malade était dans un état de prostration continuel, et n'en sortait qu'avec peine pour prononcer quelques mots.

La marche était rendue impossible par la raideur des membres inférieurs.

Deux médecins, appelés en consultation, conseillent le transfert à l'hôpital. Pendant huit jours encore, on diffère le voyage. Mais l'entourage ne peut constater aucune amélioration ; les signes restent les mêmes : céphalée un peu moins violente qu'au début, délire continuel, vomissements et nausées ; impossibilité de la marche et de la station debout. Le malade est confiné au lit. Les sphincters fonctionnent normalement.

Depuis une huitaine de jours, la contracture serait moins accentuée, plutôt remplacée par du tremblement, surtout marqué aux membres supérieurs.

*A l'entrée.* — Aspect général : somnolence, hébétude. Les réponses sont un peu lentes à venir, mais il n'y a pas de délire. Cependant, on constate que la mémoire est altérée : le malade ne se rappelle pas depuis combien de temps il est malade.

Il agite continuellement ses mains, roule sa chemise ou le drap qui le recouvre. De temps en temps, quelques soubresauts musculaires.

Pas de raie méningitique.

La respiration est régulière et de rythme normal : il n'y a pas de cheyne-stokes.

La pouls est un peu ralenti : 53 à la minute, mais il est régulier et égal.

Il n'y a pas d'hémiplégie ; un peu de raideur et de contracture, mais cédant assez facilement, surtout aux membres inférieurs.

La contracture des muscles de la nuque est plus accusée, le signe de Kernig est très net.

La force musculaire est à peu près conservée, un peu moindre cependant à droite.

Lorsqu'on fait étendre la main et les doigts, on constate un tremblement marqué surtout au niveau de ceux-ci.

Aux membres inférieurs : hypertonus du côté droit, exagération du réflexe rotulien et trépidation de la rotule du même côté. Trépidation épileptoïde bilatérale du pied.

Les réflexes cutanés sont normaux.

La sensibilité n'est pas troublée.

Rien aux membres supérieurs.

Pas de troubles de la motilité de la face.

La station debout et la marche sont impossibles. Quand le malade est soutenu sous les bras, il peut faire quelques pas, mais difficilement, à cause de la contracture des membres inférieurs.

Un peu d'incontinence nocturne d'urine ; constipation persistante.

Du côté des yeux, on note une conjonctivite légère. Pas de

strabisme, ni de ptosis, ni de nystagmus. Les yeux se déplacent difficilement en haut et en dehors ; les muscles semblent un peu affaiblis.

Les pupilles ne sont pas déformées : elles sont égales et ne semblent réagir ni à la lumière, ni à l'accommodation.

Il ne semble pas y avoir d'hémianopsie.

Le goût, l'ouïe et l'odorat ne semblent pas atteints.

Du côté de l'intelligence, il n'y a pas de délire net ; il s'agit surtout d'obnubilation. Il n'y a ni aphasie, ni dysarthrie.

Les autres organes ne présentent pas d'altérations considérables : le foie est un peu gros. La langue est saburrale, l'haleine mauvaise. La palpation de l'abdomen ne paraît pas éveiller de douleur.

Les urines ne contiennent ni sucre ni albumine.

La température est de 37°4.

7 mars. — La marche est impossible sans appui. Cependant, la force des membres inférieurs est conservée : les mouvements des jambes se font bien.

On constate de la rétro et de la latéropulsion à droite, avec démarche légèrement ébrieuse.

Aux membres inférieurs, la force paraît intacte à gauche, un peu diminuée à droite.

Hypertonus musculaire très marqué à droite.

Les réflexes rotuliens sont exagérés des deux côtés, un peu plus à droite.

Réflexes plantaires en flexion.

Trépidation épileptoïde des deux côtés. La trépidation de la rotule n'existe qu'à droite.

Les réflexes cutané abdominal et crémastérien sont normaux.

Incontinence nocturne d'urine.

Il ne semble pas y avoir de troubles de la sensibilité.

Aux membres supérieurs, la force est conservée des deux côtés. Il n'y a ni tremblement ni incoordination. Les réflexes existent, mais affaiblis.

L'acuité visuelle est normale. Les pupilles sont égales, paresseuses. A l'examen ophtalmoscopique, la papille apparaît nettement œdématiée, saillante, avec un aspect rayonné et même des exsudats blanchâtres ; les vaisseaux se perdent sur la papille.

L'obnubilation intellectuelle est toujours considérable : le malade ne sait pas où il est.

Le pouls est ralenti : régulier à 48.

9 mars. — *Ponction lombaire.*

Liquide limpide, sous très forte tension : 116 gouttes au début, 70 au milieu, 62 à la fin.

*Examen microscopique.* — Après trois minutes de centrifugation, lymphocytose légère : une douzaine de lymphocytes dans le champ d'excursion de la plaque. Ces lymphocytes sont de petites dimensions, faiblement colorés.

10 mars. — La ponction n'a amené aucune amélioration : le malade est toujours très obnubilé.

Le pouls est à 56.

14 mars. — *Ponction lombaire.*

Au début, le liquide s'écoule en jet ; après avoir retiré environ 20 centimètres cubes, il ne s'écoule plus qu'à 50 ou 60 gouttes à la minute.

Le pouls, qui était à 56 avant l'opération, reste à 56 après.

*Examen microscopique.* — Six ou huit lymphocytes.

19 mars. — Mort.

*Résumé symptomatique.* — Phénomènes nerveux et bégaiement chez un des frères du malade qui lui-même est atteint de bégaiement depuis son enfance.

Début de l'affection il y a un mois par : céphalée, cauchemars, anxiété, vomissements rebelles et constipation, puis impossibilité de marcher et obnubilation intellectuelle. Délire transitoire.

*Examen.* — Démarche ébrieuse. Rétro et latéropulsion à droite. Aux membres inférieurs : diminution de la force à droite. Exagération des réflexes et trépidation de la rotule du même côté. Trépidation épileptoïde bilatérale. Réflexes cutanés normaux. Incontinence nocturne d'urine. Sensibilité intacte.

Rien à la face ni aux membres supérieurs.

Obnubilation intellectuelle. Ralentissement du pouls. Œdème de la papille.

*Diagnostic porté.* — Tumeur du cervelet.

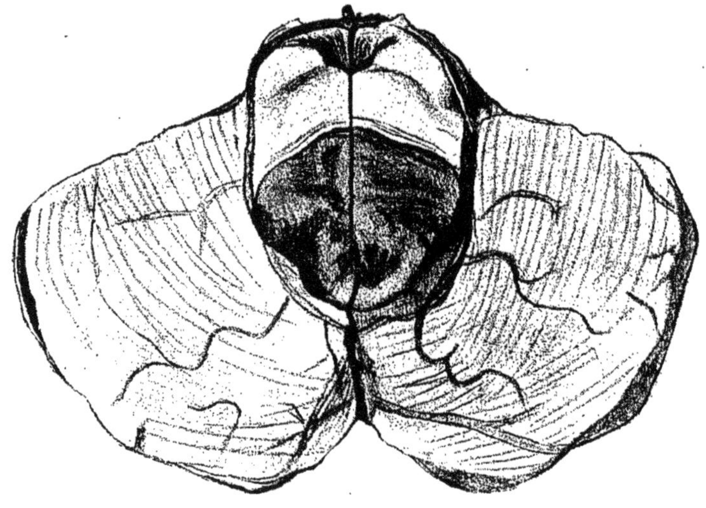

Fig. 1

*Autopsie.* — Le cerveau est examiné après durcissement dans le formol.

On trouve une volumineuse tumeur nettement encapsulée, ayant son siège au niveau de l'étage supérieur du pédoncule qu'elle occupe presque entièrement au niveau des tubercules quadrijumeaux (fig. 1)

En arrière, la tumeur s'étend vers le quatrième ventricule, repoussant le cervelet en arrière et latéralement (fig. 2).

En avant, enfin, elle pousse un prolongement dans le troisième ventricule (fig. 3), écartant le thalamus de chaque

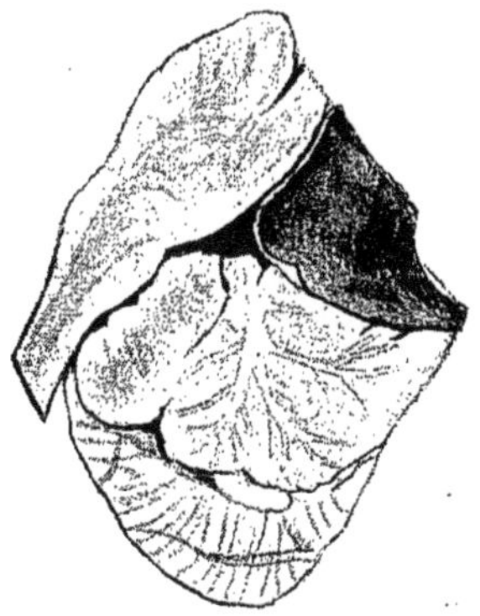

Fig. 2

côté. Elle est partout encapsulée, séparée des parties voisines qu'elle repousse sans les envahir par une sorte de fente virtuelle.

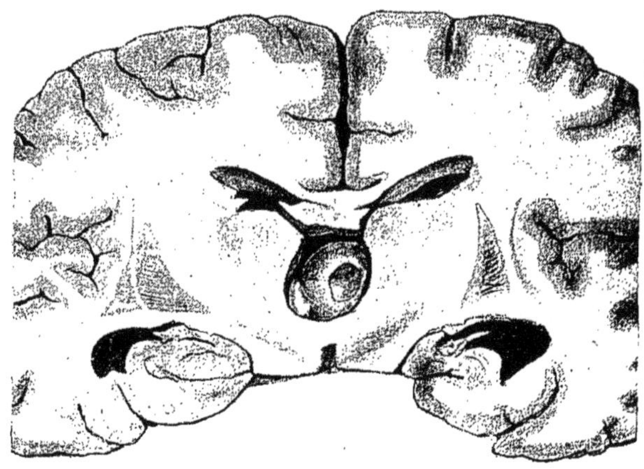

Fig. 3

OBSERVATION V (résumée).

M. F..., trente-cinq ans, habitant V...

Pas d'antécédents héréditaires ni personnels. Depuis quatre ou cinq ans, crises évoluant de la façon suivante : fourmillements commençant à la cheville gauche, s'élevant le long du membre en s'accompagnant de quelques secousses musculaires, puis gagnant la face avec également quelques mouvements dans les muscles de la région. Une seule fois, il y aurait eu perte de connaissance.

Depuis deux ans, affaiblissement progressif de tout le côté gauche.

Depuis que les crises ont apparu, tuméfaction progressive des os du crâne, du côté droit.

Il y a huit jours, le malade s'est aperçu qu'il n'y voyait plus rien de l'œil droit.

Le premier examen est fait le 20 mars 1903.

20 mars. — Parésie du membre inférieur gauche, plus prononcée à l'extrémité avec exagération des réflexes tendineux et trépidation épileptoïde.

Diminution des réflexes cutanés.

La recherche du réflexe plantaire ne donne pas de résultats, le gros orteil reste immobile.

Très légère hypoesthésie.

Au membre supérieur gauche : parésie, surtout de la main.

Sur le crâne, en arrière de la ligne rolandique et à droite, on constate la présence d'une tumeur de la grosseur de la moitié d'un œuf de dinde qui serait appliquée sur le crâne, très dure. La palpation ne réveille pas de sensation douloureuse.

L'aspect de cette tumeur rappelle exactement celui des malades dont Brissaud et Lereboullet ont donné la photographie dans la *Revue neurologique* du 15 juin 1903.

A l'œil droit : Papille étranglée. Diminution nette de l'acuité et du champ visuels.

A l'œil gauche : Acuité et champ normaux. Léger œdème de la papille.

*Diagnostic.* — Hémicrâniose.

*Évolution ultérieure.* — Le malade a suivi un traitement régulier par des préparations mercurielles et le bromure de potassium.

Il s'est amélioré à un double point de vue : les crises ont presque complètement disparu ; l'hémiplégie gauche a diminué dans de notables proportions. Mais, en revanche, les troubles de la vue ont progressé ; les deux papilles ont présenté de la névrite optique. Ce sont ces troubles qui nous ont amené à essayer de diminuer l'hypertension par la ponction lombaire.

*Quatre ponctions lombaires* ont été faites. On a retiré chaque fois environ 15 centimètres cubes de liquide s'écoulant avec une légère hypertension, 90 à 100 gouttes à la minute.

Après l'une d'elles, le malade a accusé une augmentation de la céphalée, mais ces augmentations passagères arrivaient fréquemment en l'absence de toute intervention.

Il est retourné chez lui avec une légère amélioration des troubles visuels sans que l'examen ophtalmoscopique parût modifié.

Quinze jours plus tard, il fait donner des nouvelles ; le résultat avait été nul et la cécité continuait à progresser.

L'*examen microscopique* du liquide a toujours montré une moyenne de cinq lymphocytes par préparation.

20 mai 1904. — Le malade, qui avait été perdu de vue, répond aujourd'hui à une lettre que nous lui avions adressée tout récemment pour lui demander des nouvelles sur son état de santé.

Il nous apprend qu'il s'est rendu à l'Hôtel-Dieu de Lyon, où M. le professeur Jaboulay lui a fait la ligature de la carotide et de la cervicale (?) « Je suis sorti, dit-il, de l'Hôtel-Dieu, le 21 avril, après un séjour de vingt-six jours. Le résultat obtenu par ces ligatures est minime ; la vue est toujours à peu près la même ; cependant, les douleurs de tête se sont beaucoup améliorées, et c'est le seul résultat obtenu. Les crampes dans les jambes reviennent aussi de temps à autre ; en tout cas, mon état de santé n'est pas très florissant. J'attends le mois de juin pour recourir à la trépanation, s'il y a lieu. »

## OBSERVATION VI

M. M..., trente-sept ans, à X...

Depuis cinq mois, céphalée, parfois diplopie et affaiblissement progressif du bras droit.

*Examen du 11 février 1904.*

Parésie flasque du bras droit avec exagération des réflexes du long supinateur et du triceps.

Pas d'atrophie.

Pas de troubles de la sensibilité.

Les membres inférieurs sont indemnes.

Légère asymétrie faciale avec intégrité des mouvements.

Sensibilité à la percussion dans la moitié gauche du crâne.

L'examen ophtalmoscopique révèle de l'œdème de la papille.

*Diagnostic.* — Tumeur du lobe gauche.

*Évolution ultérieure.* — Quatre injections de calomel restent sans aucun succès.

Il se produit deux petites crises de secousses convulsives au membre paralysé. La céphalée devient atroce.

Le pouls se ralentit à 52. Des nausées et des vomissements apparaissent.

L'œdème de la papille s'accentue sans troubles visuels subjectifs.

19 mars. — *Ponction lombaire.*

Le liquide retiré est clair ; la pression est de 30 gouttes à la minute. On arrête l'écoulement après avoir soustrait 6 centimètres cubes seulement de liquide.

L'opération a été parfaitement bien supportée.

Il n'y a de malaise d'aucune sorte ; la céphalée diminue notablement pendant trois heures, puis reprend.

21 mars. — *Ponction lombaire.*

Le liquide s'écoule à 30 gouttes par minute. On retire seulement 6 centimètres cubes.

La douleur est très atténuée pendant trois heures, comme au moment de la première ponction.

*Examen microscopique.* — Dans ces deux liquides, on constate quatre ou cinq lymphocytes dans le champ d'excursion de la plaque. Ils sont de volume moyen, mal colorés, à coutours diffus.

24 mars. — Trépanation rolandique.

Pas d'ouverture de la dure-mère. L'exploration à travers cette membrane ne donne aucun renseignement. On ne constate rien d'anormal.

Actuellement, la malade a passé par des alternatives d'amélioration et d'aggravation. Pendant les aggravations, le pouls descend à 48 ou 50 ; la céphalée amgmente, la respiration se ralentit, et même devient irrégulière. Il y a des nausées, parfois un demi-coma. Puis, tout d'un coup, la malade s'éveille, le pouls remonte à 80 ou 90 et la céphalée cesse.

Depuis quinze jours sont apparus deux symptômes qui permettent de fixer le diagnostic : l'asymétrie faciale s'est accentuée ; il y a maintenant une parésie faciale droite avec intégrité du facial supérieur.

Du côté gauche, on note dans le domaine du trijumeau une diminution très accusée de la sensibilité.

Ces deux nouveaux symptômes ne laissent plus de doute sur une localisation bulbaire.

*Diagnostic.* — Tumeur bulbo-protubérantielle.

# CONCLUSIONS

I. — En prenant soin d'éviter une décompression trop brusque, la ponction lombaire n'est pas dangereuse dans les tumeurs cérébrales.

II. — Le calibre de l'aiguille employée sera aussi fin que possible et la ponction sera faite dans le décubitus latéral.

III. — Nous n'avons jamais, après nos ponctions, observé, non seulement d'accidents, mais même de troubles attribuables à l'acte opératoire.

IV. — Sa valeur thérapeutique, envisagée comme moyen propre à remédier aux accidents de compression, est le plus fréquemment faible, souvent nulle.

V. — Sa valeur diagnostique, au contraire, est de premier ordre.

*a*) Elle permet de se rendre un compte exact de la tension du liquide céphalo-rachidien. Lorsqu'elle est augmentée, cette constatation confirme le diagnostic. Lorsqu'elle est diminuée, et qu'en même temps les signes cliniques de compression sont indubitables, elle pourra peut-être permettre de soupçonner une localisation bulbaire.

*b*) En second lieu, la ponction rend possible l'examen des autres qualités du liquide; elle nous a permis de constater que, en l'absence de toute hémorragie cérébrale ou méningée, le liquide céphalo-rachidien pouvait contenir du sang et être coloré en jaune par un pigment, au cours des tumeurs cérébrales.

*c*) Enfin, l'examen microscopique semble montrer qu'il y a une légère augmentation du nombre des lymphocytes augmentation, bien différente de l'abondante lymphocytose des affections inflammatoires, mais dont il est indispensable de tenir compte.

# INDICATIONS BIBLIOGRAPHIQUES


ZIEMSEN. — In *Revue Neurologique*, 1893.
LICHTEIM. — *Deutsch. med. Wochens.*, 1893.
QUINCKE. — *Berl. klin. Woch.*, 14 oct. 1895.
H. RICKEN. — *Archiv. für klin. Med.*, 1895.
— *Revue Neurologique*, 1896.
FURBRINGER. — *Soc. de Méd. de Berlin*, 1895.
STADELMANN. — *Berl. klin. Wochens.*, 1895.
LENHARTZ. — *Revue Neurologique*, 1896.
JEMMA. — *Congrès de Méd. de Rome*, 1896.
STRAUS. — *Deutsch. Arch. für klin. Med.*, 1896.
— *Revue Neurologique*, 1897.
CHIPAULT. — *Académie de médecine*, 6 avril 1897.
— *Revue Neurologique*, 1897.
FLEISCHMANN. — *Berl. klin. Wochens.*, 1897.
KRONIG. — *Soc. de Méd. de Berlin*, 1897.
HEYDENREICH. — *Semaine Médicale*, 17 août 1898.
SOLARO. — *Riforma medica*, 15 mars 1898.
E. MARTIN. — *Lyon Médical*, 1898.
LÉVI-SIRUGUE. — *Gazette des Hôpitaux*, 1900.
HAND. — *Jahresbericht*, 1900.
GUMPRECHT. — *Deutsch. med. Wochens.*, 1900.
OSSIPOFF. — *Moniteur Neurologique russe*, 1900.
MINGAZZINI. — *D. Zeitsch. fur Nervenheilk.*, 1900.
BABINSKI et NAGEOTTE. — *Soc. méd. Hôp. de Paris*, 24 mai 1901.
DUPRÉ et DEVAUX. — *Soc. méd. Hôp. de Paris*, 7 juin 1901.
CHIPAULT. — *Soc. de Biologie*, 26 oct. 1901.


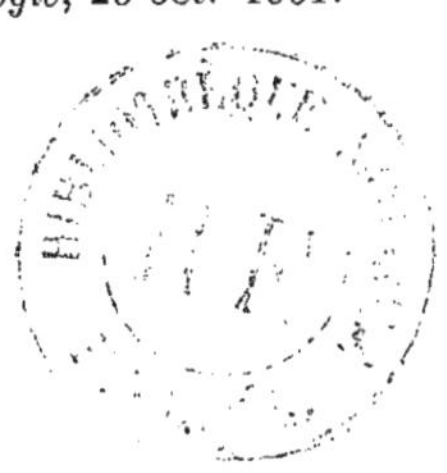

Wolff. — *Gazette des Hôpitaux*, 24 oct. 1901.
Lereboullet. — *Soc. de Pédiatrie*, 10 déc. 1901.
Laignel-Lavastine. — *Soc. méd. Hôp. de Paris*, 21 juin 1901.
C. Wolff. — Thèse de Paris, 1901.
Achard et Laubry. — *Soc. méd. Hôp. de Paris*, 1901.
Sicard. — *Bulletins de la Soc Biologie*, 30 nov. 1901.
— *Presse Médicale*, 25 janvier 1902.
— Le Liquide céphalo-rachidien (in collection Léauté).
Widal. — *Soc. méd. Hôp. de Paris*, 10 janvier 1902.
Descos. — *Revue de Médecine*, 1902.
M. Labbé. — Le Cyto-diagnostic.
Matthieu. — Thèse de Paris, 1902.
Brissaud et Lereboullet. — *Revue Neurologique*, 15 juin 1903.
A. Maystre. — Thèse de Montpellier, 1903.
Devaux. — *Centralblatt für Nervenheilk. und Psychiatrie*, juillet 1903.
Schœnborn. — *Archiv für Psychiatrie*, 1903.
Crouzon. — *Soc. de Neurologie*, 15 janvier 1903.
Gayet. — *Soc. de Chirurgie de Lyon*, 4 juin 1903.
Cade et Bancel. — *Lyon Médical*, 29 nov. 1903.
Tuffier. — La Rachicocaïnisation, Paris, Naud éditeur, 1904.
Charvet et Bancel. — *Lyon Médical*, 10 avril 1904.

# TABLE DES MATIÈRES





Lyon. — Imp. A. STORCK & C^ie^, 8, rue de la Méditerranée.

www.ingramcontent.com/pod-product-compliance
Ingram Content Group UK Ltd.
Pitfield, Milton Keynes, MK11 3LW, UK
UKHW020307220726
13923UKWH00003B/1020